让你更期待每天清晨醒来的那一刻

女人都想要的睡眠圣经

[日] 友野尚　著

曹逸冰　译

江西科学技术出版社

2018年·南昌

序 言

我们每一个人的生活都建立在自己设计的"人生时间表"上。

"我对现在的自己不太满意。"

"我想成家，也想立业，可两边都没起色。"

"每天筋疲力尽，一点儿幸福感都没有。"

"我觉得自己没什么魅力。"

说不定，你也对自己的现状有所不满。

那你还打算沿用原来的时间表吗？

不改变自身的行为，却幻想着收获更好的结果。这无异于痴人说梦。

你的人生态度，其实就体现在你对待每一天的态度上。

如果你想追求理想，实现梦想，过上比现在更幸福的生活，重新审视你的"人生时间表"就很有必要了。

抛开国籍、文化和其他方面的差异，全世界的每一个人都能平等享受的东西，就是每天的 24 小时。而如何分配有限的时间，会直接影响你的健康、颜值、工作表现与成果。梦想能否成真，也是由这张"人生时间表"来决定的。

大家不妨借这个机会，对自己的"人生时间表"做一次小小的复盘。

你把时间都花在什么事情上了？分别花了多少时间？

漫无目的地玩手机，为了消磨时间看电视……被虚度的光阴何其多！可你是不是总把"我没时间"挂在嘴边呢？

我们有很多想做的事，也有很多事情需要去完成。在分秒必争的情况下，你是不是觉得舒舒服服睡一觉就等于"浪费时间""偷懒""蹉跎人生"呢？

大多数人的思路是，要把时间挤出来，就得先砍掉一部分睡眠时间。

我当年也是这么想的。

眼看着 30 岁生日一天天逼近，我却处于无工作、无男友、无健康的"三无"状态。

当时的我仿佛独自徘徊在伸手不见五指的隧道里，怎么走都看不到出口。走到遍体鳞伤，喊到声嘶力竭，拼命挣扎，却还是看不到一丝光亮。用"焦虑"来形容我当时的状态是不贴切的，因为折磨着我、把我压垮的分明是"恐惧"。

好在功夫不负有心人，后来我成功减重 15 公斤，体质也明显变好了；公司也开起来了，年收入创下了历史新高；我还和毕生挚爱走进了婚姻的殿堂。为什么我能完成人生的大逆转呢？因为我在改善睡眠质量上下了一番功夫。"睡得对、睡得好"就是我的成功秘诀。

那我是怎么想到要改善睡眠质量的呢？这多亏了我的母亲。她见我总是一副疲惫不堪的样子，就给我出了个主意："把烦心事都忘掉，痛痛快快睡一觉试试呗？"没想到无心插柳柳成荫，我的人生竟然被这句话改写了。

说实话，我一开始也没指望改善睡眠质量能起多大的作用。谁料我开始做这件事之后，就迎来了一个又一个人生巨变。"这究竟是为什么？"——为了从更科学的角度去理解、证明我所经历的一切，证明睡眠的奇效，我便一头栽进了睡眠研究的世界，直到今天。

"改变睡眠，就能改变身体、心理与行动，最终改变人生。"我敢大胆断言，发生在我身上的变化绝非巧合，都能找到相应的科学依据。

现在的自己必然建立在过去的每一天上，未来的自己也必然以现在为基础。十年后的自己也绝不是在十年后塑造的，"此时此刻"的所作所为就决定了你十年后的模样。现在不播种，到时候就没有果实让你收获了。

时间是有限的，人生也是有限的。

不要再给自己找做不到的借口了，也不要再把"没时间""忙死了"挂在嘴边，更不要错失扭转人生的良机。

来，跟我一起翻开这本书吧。

在改善睡眠质量的过程中，你一定能感受到心态、身体、工作状态的变化。

在每天的生活中，请一定要尽情享受这些令人欣喜的变化。

因为你的梦想将化为现实，在一个个微小的变化之后，你将会变成更好的自己。

我衷心期待着你的梦想实现的那一刻。

友野尚

目 录

第 1 章　关注睡眠，开启新世界的大门

第 2 章　睡出健康

第3章 睡出美丽

第4章　睡出白天的好精神

舒舒服服地入睡，神清气爽地醒来，提高各方面的效率

用睡眠提升工作表现

第 5 章　睡出好心态

第 **1** 章

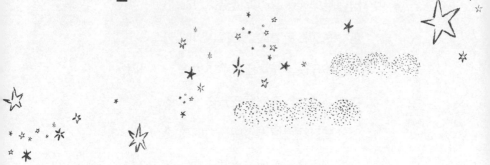

关注睡眠，
开启新世界的大门

是时候关注睡眠了

睡眠与身体状态、心理状态及大脑活动密切相关。

"我每天都忙得要死，哪儿有空关注睡眠啊！"

——如果你也是这样认为的，那现在说不定就是停下脚步，重新审视睡眠的好时机。

睡眠是一种非常重要的习惯。

它能缓解身心的疲劳，为我们注入全新的能量。

想犒劳自己，"睡个好觉"就是最简便易行的方法。

那就先来检查一下，

目前的睡眠方式是不是真的适合自己吧！

\ POINT /

☐ 人生匆匆 80 年，其中有 25 年在睡觉

☐ 睡眠的作用是让身心得到充分休息

☐ 怎么睡都睡不够？那是因为睡得不够熟

☐ 日本女性睡得特别少

☐ 最适合自己的睡眠时间是可以算出来的

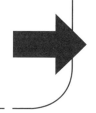

"早上睁开眼睛的时候，总觉得浑身不舒服……"

"明明睡了很久，可白天还是会犯困……"

"辗转反侧睡不着，半夜还要惊醒好几次……"

如果你也有上面这几种情况，那就说明你的睡眠可能出了点儿问题。

女人的身体是非常敏感的，稍不注意，各种不适就会找上门来。有时候可能会出现全身倦怠、容易疲劳、头晕头痛、心悸等不适症状，但又无法查明原因，也不存在相关的器质性病变。我们把这种情况称为"不定陈诉"。

不定陈诉的症状往往和睡眠有关。连着好几天睡眠不足，人就会觉得特别烦躁，或是没精打采。有这种经历的读者应该不在少数吧？

睡眠是一种非常重要的习惯。它有助于保持身心健康，为身体

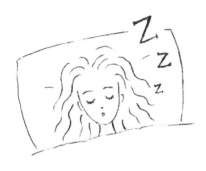

注入元气。特别是对大脑而言，睡眠也是必不可少的休息时间。睡眠不好不仅有损身心健康，而且会对大脑造成沉重的负担。久而久之，就会演变成无法扭转的损伤。

1

如果你觉得自己目前的身心状态算不上完美，有这样那样的问题，那就说明你很有可能没找到最适合自己的睡眠方法。

那么"优质睡眠"的具体定义是什么呢？

很简单，优质睡眠＝质×量。质，说白了就是熟睡感。量，就是适合自己的充足的睡眠时间。

请大家牢记：不惧风雨的身心来源于优质睡眠。

不要错过这个呵护身心的好机会！这本书会引导大家改善睡眠质量，将身心状态调整到最好。最了解你的人当然是你自己了，哪有不好好呵护自己的道理呀！

只要能把睡眠质量搞上去，理想的明天就会向你招手。

"怎么睡都睡不够"
是怎么回事

"睡了跟没睡似的……"

"一直在做梦，梦境还跟真的一样，睁眼后的第一反应：已经是早晨了啊！"

…………

"怎么睡都睡不够"是困扰着许多人的难题。其实造成这种状况的原因往往是睡得不够熟。

"睡得不够熟"是什么意思呢？就是说，你只是在"清醒"和"休息"这两种状态之间徘徊罢了。换个极端点儿的说法，你不过是在床上躺了几个小时而已，基本就没睡。

众所周知，睡眠可分为快速眼动（rapid eye movement，REM）睡眠和非快速眼动睡眠这两种。在我们睡觉的时候，快速眼动睡眠与非快速眼动睡眠是交替出现的。

快速眼动睡眠期是身体的休息时间。在此期间，大脑的活动水平与自主神经的兴奋程度都会升高。做梦和所谓的"鬼压床"都是这一时段特有的现象。

而非快速眼动睡眠期是大脑的休息时间。大脑的活动水平与自主神经的兴奋程度会下降到一个比较低的状态。

非快速眼动睡眠还可以细分为 4 个阶段。前两个阶段为浅睡眠，后两个阶段为深睡眠。

深睡眠（第 3 ～ 4 阶段）主要集中在整个睡眠周期的前半程。到了后半程，睡眠会逐渐变浅，快速眼动睡眠的时长也会增加。

另外，深睡眠出现的次数会随着年龄的增长而减少，时间自然也会相应缩短。这一点在中老年人身上表现得尤为明显。半夜惊醒的频率变高了，或是"前一天睡得再晚，第二天也会很早醒来"的次数增加了，这基本上都是年龄的增长带来的问题。

虽然深睡眠与年龄有关，但你要是有本节开头提到的症状，总觉得自己"没睡熟"，那就不是"岁月不饶人"了。问题的症结在于你睡觉时总在前两个阶段徘徊，却没有进入第 3 ～ 4 阶段的深睡眠。

我们一定要高度重视深睡眠。为什么？因为深睡眠攸关生长激素（somatotropin）的分泌。

先给大家提个醒，"生长激素"是本书的高频词汇。它能修复受损细胞，更新老化细胞，并促进新陈代谢，消除疲劳。

人体会在深睡眠阶段分泌大量的生长激素。在第 1 ～ 2 阶段的浅睡眠和快速眼动睡眠期间，生长激素的分泌量几乎为零。

生长激素的分泌量本来就会随着年龄的增长而下降。

为了促进新陈代谢，消除身心的疲劳，足量的生长激素必不可少。而稳定的深睡眠，就是保持足量生长激素的必要条件。

"明明睡了很久，可是早上一睁眼就觉得很累。"

如果你有这样的困扰，那就先对照下一节给出的检查清单，看看自己目前的睡眠质量如何吧。

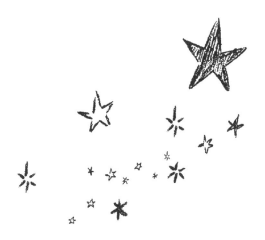

如何了解目前的睡眠质量

优质睡眠是质和量的组合。适合自己的睡眠时间（量）固然重要，不过衡量睡得香不香的指标，也就是熟睡感（质），更加关键。

想要判断睡眠质量的高低，看下面列出的 5 点就行了。请大家对照这份清单，看看自己有没有享受到熟睡感，睡眠质量是高还是低。

【判断睡眠质量高低的 5 个要点】

☑ **起床时**

睁眼时觉得神清气爽。无须打开闹钟的贪睡功能（响铃一次后，在 X 分钟后再次响铃的功能）也起得来。

→ YES？ NO？

☑ **起床后**

起床后觉得肚子饿，或是有吃早餐的习惯。

→ YES？ NO？

☑ **早餐后**

每天早上排便，而且时间基本固定。

→ YES？ NO？

☑ **上午**

上午不犯困，不会在上班路上或开会的时候打瞌睡。

→ YES？ NO？

☑ 休息日

不会趁休息日比平时多睡两小时以上。

→ YES ? NO ?

只要你的回答里有一个"NO"，那就意味着你平时很有可能睡得不够熟。

没有高质量的睡眠，就无法彻底消除身心的疲劳。

因此我们必须狠下功夫，想方设法提高睡眠质量！

004　理想的睡眠时间到底是多久

各位读者每天的睡眠时间大概是多久呢？

某项全球性调查的结果显示，在参与调查的 26 个发达国家中，日本人的平均睡眠时间排倒数第二。

但垫底的韩国人的平均睡眠时间只比日本人短了 1 分钟，因此，就算说在参与调查的发达国家中，日韩两国人的平均睡眠时间并列倒数第一也没什么问题。

睡眠时间一直是大家很关心的问题。在学习班里和演讲会上，也常有学员和听众问我："8 小时真的是最理想的睡眠时间吗？"我要借这个机会告诉大家：这是迷信！8 小时的睡眠时间并不适合所有人，这种说法也没有科学依据。

有人睡 3 小时就够了，也有人睡 9 小时都不满足，还觉得浑身不舒服呢。可见，理想的睡眠时间是因人而异的。

有人在美国做过一项大规模的调查，发现死亡率最低的人群的睡眠时间为 6.5 ～ 7.4 小时。也许广为人知的"睡眠时间标准"就是根据这类数据推算出来的吧。

以我自己为例，7 小时（晚上 12 点就寝，早上 7 点起床）就是最适合我的睡眠时间。自从我开始严格按照这样的作息生活，努力提升睡眠质量之后，困扰我多年的惊恐障碍和特应性皮炎都好转了，体重减轻了 15 公斤，月经也变得规律了，整个人仿佛脱胎换骨了一样。

　　在后面的章节中，我会介绍一系列有助于养成良好睡眠习惯的小诀窍，帮助大家掌握最适合自己的睡眠时间与睡眠方法。
　　希望大家都能享受到真正适合自己的高质量睡眠！

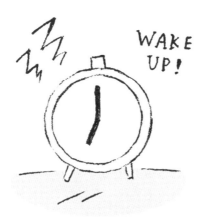

世上真有"短睡眠者"吗

如前文所述，合适的睡眠时间是因人而异的。

有些人是所谓的短睡眠者（short sleeper），睡上 3 ～ 4 小时就能活蹦乱跳了。有些人则是长睡眠者（long sleeper），睡 9 个多小时还觉得困，浑身没力气。爱迪生和拿破仑就是著名的短睡眠者，而爱因斯坦则是出了名的嗜睡者。

请大家注意，短睡眠者只占总人口的 5% 左右，可谓凤毛麟角。大多数人还是得睡 7 ～ 8 小时。

也就是说，有些人并不是真正的短睡眠者，却误以为"我每天只睡 3 ～ 4 小时就够了"，其实全靠意志力硬扛着。他们明明需要 7 ～ 8 小时的睡眠，却没有倾听身心的呼喊，而是打肿脸充胖子。

压缩必要的睡眠时间无异于折寿。睡眠不足是非常可怕的沉默杀手，会一点一点腐蚀我们的身心。

我知道很多人一忙起来就会下意识地牺牲睡眠时间，但身体是革命的本钱，好好睡觉，给身心充分的休息时间才是头等大事。

话虽如此，睡眠时间也不是越久越好。如果你不是长睡眠者，那么睡得太久反而不利于健康。

有科学家研究过睡眠时间与心血管疾病的关系，发现过长的睡眠时间会使某些疾病的致死率上升至原来的 1.6 ～ 1.7 倍。而且有数据显示，睡得太多的人容易发胖，也更容易患上抑郁症。从这个角度看，睡眠时间一定要适度，少了不好，多了也不好。

我们总有许许多多想做的事，也有许许多多需要完成的任务。想在这样的环境下保证睡眠时间着实不易。但是请大家牢记，如果你想让人生朝自己规划的理想的方向迈进，管理睡眠的能力必不可少。

006 如何确定最适合自己的睡眠时间

不清楚最适合自己的睡眠时间是多少，就做不到有的放矢。

合适的高质量睡眠就跟神奇的魔法一样，不仅能有效提高工作效率，让生活变得多姿多彩，形成良性循环，还能帮你找到真爱。调查显示，睡得好的人有更好的皮肤，更健康的秀发，平均收入也要更高一些。

问题是，怎么样才能搞清最适合自己的睡眠时间呢？方法很简单，把就寝时间和起床时间写进日程本或睡眠日志就行了，可能对睡眠产生影响的事也要一并写上，比如："7 月 1 日，晚上 11 点就寝，8 点起床；月经第 5 天""7 月 3 日，凌晨 1 点就寝，6 点起床；正式做简报"。

坚持记录两周，当前的睡眠模式就会清晰可见，到时候自然能推导出最适合自己的睡眠时间与睡眠节奏。此外，坚持记录也能起到突出问题的作用。找到了问题，就能对症下药了。

而且有了睡眠的起止时间，就能将睡眠质量用数字的形式表示出来。计算公式如下：

实际睡眠的时间（总睡眠时间）÷ 躺在床上的时间（总卧床时间）×100%

用这个公式计算得出的数字就是所谓的"睡眠效率"。假设你的卧床时间有 8 小时，但实际睡眠的时间只有 6 小时，那你的睡眠效率就是 $6 \div 8 \times 100\% = 75\%$。

睡眠效率的及格线是 85%。要是你的睡眠效率只有 75%，那就意味着你的睡眠质量还有待改善。

怎么改善呢？先想办法缩短卧床时间。假设某人原来是晚上 11 点上床，但要到凌晨 1 点才能睡着，第二天早上 7 点醒来。那么他就应该把上床时间调整到晚上 12 点。如果他实际睡眠的时间和起床时间不变，保持 6 小时睡眠，那么他的睡眠效率就变成了 $6 \div 7 \times 100\% \approx 86\%$，超出了及格线。

然后再逐步把上床就寝的时间提前，以 15 分钟为单位，循序渐进，同时相应拉长实际睡眠的时间，一点点摸索出最适合自己的睡眠时间。

007 女性入睡困难的因素有很多

　　许多女性朋友既要在职场奋斗，又要料理家务，还得照顾孩子，忙得晕头转向。她们难免会对"睡觉"这件事产生比较负面的看法。

　　"我总觉得睡觉就是在偷懒，该做的事情不做，也不抓紧时间提升自己。"

　　"我每天都要花很多时间在社交网络上跟别人交流，信息发过来回过去的，就睡得少了。"

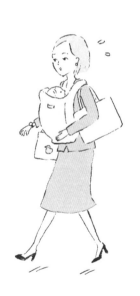

　　放眼全球，日本女性的平均睡眠时间只能排倒数，和睡得多的瑞典人相比，差了将近 1.5 个小时。"24 小时里的 1.5 小时"听起来不是很多，可是一星期下来，这个差距就会变成 10.5 小时！顺便说一下，在所有接受调查的国家中，女人的平均睡眠时间比男人少的国家就只有日本和墨西哥而已。对日本女性来说，"好好睡一觉"都成了奢望。

有些女性不仅睡得少，睡眠质量也很难保证。快来月经的时候总是睡不着[①]、每个月那几天的白天总是困得不行……这都是激素水平变化带来的副作用。

快来月经的时候，雌激素水平会迅速下降，孕激素的分泌量也会逐渐减少。孕激素有提高体温的功效。人会在体温下降的时候产生困意（具体原理会在后面的章节中与大家分享），所以体温要是居高不下，人就很难睡着了。而雌激素素有"抗压激素"之称，它的分泌量一旦减少，人体的抗压能力就会变差，于是整个人就会变得很情绪化，心理状态也会很不稳定。这也是妨碍入眠的一大因素。

经期真的很难熬。大家不妨把这几天看成给自己的"小奖励"，少安排些工作，多留点时间呵护自己吧。

注：①要解决经期白天犯困的问题，关键在于提升夜间睡眠质量。如果你有经前难以入睡的困扰，不妨试一试本书介绍的方法，通过泡澡、泡手、泡脚、运动等方法调节体温，帮助睡眠。

睡不好＝容易发胖、容易生病、容易犯错

"最近好像越来越容易胖了。"

"总有这样那样的不舒服。"

"注意力不如以前集中了。"

…………

大家是不是觉得，这些问题都是年龄增长的必然结果呢？其实，发胖、身体状态不好、容易犯错等都和"睡不好"密切相关。反过来说，只要提高睡眠质量，就能有效预防这些问题了。

▷ 为什么睡不好＝容易发胖

我们的食欲会受到各种激素的影响。连着好几天没睡饱，就会特别想吃甜食和垃圾食品——有类似经历的读者应该不在少数吧？食欲变强，并不是因为我们太忙、太累了，所以身体想要补充能量，而是因为睡眠不足打破了体内的激素平衡，激发了食欲，于是人就下意识地把手伸向了糖类和脂肪。

▷ 为什么睡不好＝身体不舒服

身体不舒服的时候，人会自然而然地求助于睡眠，产生"我想躺下来休息一会儿"的念头。这是因为我们的身体配备了天然的自卫系统，即"免疫力"，它会在关键时刻发挥作用，保护我们的身体。科

学研究显示，充足的睡眠能有效增强免疫力，而长期缺乏睡眠则会导致免疫力低下，招来各种各样的小毛病。

▷ 为什么睡不好 = 容易犯错

想避免工作中的失误，就得先把觉睡好。

大脑对睡眠不足的"抵抗力"最差。要是没睡好觉，注意力、记忆力都会下降，工作表现当然好不了。而且晚上没睡好，白天难免会严重嗜睡，失误和事故的发生率自然就高了。

工作忙的时候，可千万不能压缩睡眠时间，越忙就越应该努力让自己睡个好觉，这样才能避免不必要的失误，切实提高工作效率。

009 睡眠绝非浪费时间

在早高峰的车厢里，我们总能看见坐在位子上闭目养神的人。站着的乘客往往也是一脸疲态。一日之计在于晨，可很多人一大早就已经是筋疲力尽，闷闷不乐了。

"人生的 1/3 是在被窝里度过的"——应该有很多读者听说过这种说法吧？一天有 24 小时，假设其中的 8 小时是用来睡觉的，那我们还真是睡掉了 1/3 的人生呢。

假设人一辈子能活 80 年，那我们就能根据日常生活的时间分配模式推算出，花在吃饭上的时间是 6 年，花在工作上的时间是 13 年，洗澡、上厕所占用的时间则是 4 年。

那么人究竟把多少时间花在了最关键的睡眠上呢？居然有 27 年。当然，这个数字算不上精确，没有把个体差异考虑进去，大家大致参考一下就行了。

"天哪，27 年就这么睡过去了吗？好浪费啊！"

我仿佛能听见大家的惊呼。其实我当年也是这么想的。我坚信废寝忘食地拼搏才是正确的人生态度，没有比睡觉更浪费时间的行为了，所以总是想方设法压缩睡眠时间。

然而，只要人还活着，就不可能不睡觉。

今晚的睡眠，决定了明天的自己。

睡眠质量不佳导致身心不适的案例比比皆是。

我由衷地希望大家能多掌握一些关于睡眠的知识，养成良好的睡眠习惯，用优质睡眠保障自己的身心健康。

从"时间太宝贵了，不能浪费在睡觉上"到"利用睡眠时间打造健康和美丽"，只要能把观念改过来，你就会像被仙女施了魔法一样，目睹理想接连成真的美好。

第2章

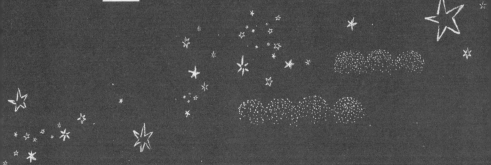

睡出健康

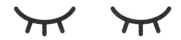

用睡眠打造健康的身体

不把身体状态调整到最好，

又怎能在忙碌的日常生活中全力以赴？

睡眠是保障身心健康的重要因素。

如果你尝试过五花八门的保健方法，却看不到实实在在的效果，

如果你在为各种身心不适烦恼……

不妨试着从睡个好觉入手吧！

＼ POINT ／

- ☐ 睡眠不足是万病之源

- ☐ 好睡眠有助于增强免疫力

- ☐ 拾回正常的昼夜节律

- ☐ 高质量的睡眠有助于改善便秘

- ☐ 别小看疲劳感和倦怠感

2

010 睡眠力 = 免疫力

大家常说，"感冒是万病之源。"可要我说啊，睡眠不足才是万病之源。

长期忽视睡眠，你的身体就会变得不堪一击。高血压、糖尿病等生活习惯病就不用说了，抑郁症等疾病的患病风险也会因为睡眠不足直线上升。

要想不生病，就必须为健康打下坚实的基础，想办法增强免疫力。

每每有人问我："您说的'睡眠力'到底是什么呀？"我都会斩钉截铁地回答："'睡眠力'就是免疫力！"睡眠与免疫力的关系就是这么密切。

有一份美国的实验报告证明了"睡眠不足就容易感冒"。该实验围绕"睡眠时间与免疫系统的关系"展开，共有 153 名年龄界于 21 ~ 55 岁之间的男性和女性志愿者参加。实验方法很简单：让志愿者通过鼻腔吸入感冒病毒，然后研究人员跟踪观察他们的身体情况。实验结果显示，平均睡眠时间较短的人更容易感冒。

平均睡眠时间不足 7 小时的人，其患感冒的风险是睡眠时间在 8 小时以上的人的近 3 倍。与一沾枕头就睡着的人相比，辗转反侧睡不着的人患感冒的风险要高出快 5 倍呢！

睡眠与免疫力密切相关，而且还会相互影响，睡眠不足会直接导致免疫功能低下。换句话说，就是睡眠不足会导致我们抵抗外来侵袭，维护体内环境稳定的能力下降。

我们生活在一个信息爆炸的社会，五花八门的保健方法让人眼花缭乱。正因如此，我们才更需要回归原点，关注睡眠。

何况"睡眠保健法"简便易行，效果明显，岂有不试之理！

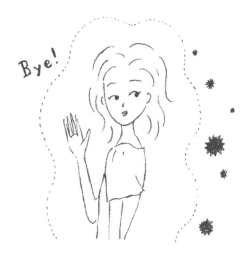

011 重拾昼夜节律，形成健康的作息

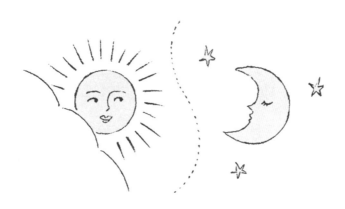

为了养成有助于身心健康的良好生活习惯，我们首先要关注的就是"昼夜节律"。

现在生活的方方面面变得越来越方便，但昼夜的分界线却变得愈发模糊。其实，"昼夜不分"和"晚上睡不熟"有很大的关系。

此话怎讲？关键在于人体的生理机制。"日出而作，日落而息"是人类与生俱来的习性，更是掌控我们体内节律的"生物钟"作用的结果。夜间的睡眠能消除在白天的各项活动中积累的疲劳。

每个人的身体里都有一座生物钟。到了晚上，人就会在生物钟的影响下犯困。和困意有关的体温与激素调节也都由生物钟控制。

一天有 24 小时，而人的生物钟以 24 小时零 10 分钟为一个周期，

与一天时间大体相近，所以我们将这种周期称为"昼夜节律"（circadian rhythm，又称"近日节律"）。

那多出来的 10 分钟误差要怎么调整呢？全靠阳光。位于上丘脑的视交叉上核对人体生物钟的调控发挥着重要作用。双眼捕捉到的阳光会转化成信号，途经视网膜传至视交叉上核。如此一来，人体就能对照地球的时间，调整体内的生物钟了。

要是生物钟迟迟得不到调整，人体的昼夜节律就会日渐紊乱。明明没出国，却有种在倒时差的感觉，整个人都晕晕乎乎的。

因此早上起床后，一定要先拉开窗帘，沐浴晨光。只有这样才能把生物钟的时间拨正，让身体意识到"天亮了"，开启活动模式。

如果条件允许的话，请大家尽可能每天在固定的时间起床（提前 / 延后最好不超过 1 小时），沐浴着温暖的晨光迎接新一天的到来。白天尽量给自己一个明亮的活动环境，晚上则要把房间的亮度调低，为高质量的睡眠做准备，然后再睡一个甜甜的觉，让身心与大脑得到充分休息——过上昼夜节律正常的生活，才能避免自主神经的紊乱，形成健康的作息。

012 睡眠不足的人容易便秘

便秘简直是女性朋友的头号公敌。

"小肚子鼓鼓的,好难看哦。""这两天便秘,搞得我皮肤状态好差哦。"为便秘烦恼的女人何其多。有些长期便秘的人都被折磨得心灰意冷了,觉得这是体质的问题,一点办法也没有,再怎么调理都没用。

如果你也在为慢性便秘头疼,并且尝试过很多方法,却看不到实实在在的效果,那就先从改善睡眠质量做起吧!在我接待过的咨询者中,还真有人靠睡好觉解决了困扰她多年的便秘问题呢。

为什么睡得好就不容易便秘了呢?

关键在于自主神经。

白天四处活动的时候,交感神经会处于兴奋状态。而当人体处于平静状态,特别是睡前放松以及睡着的时候,占上风的则是副交感神经。

肠道的蠕动在副交感神经占上风时更加活跃,而大便就是通过这种蠕动运行到肠道末端的。因此长期睡眠不足,会削弱肠道的蠕动,于是本该在早上出来的东西就出不来了。

长期便秘，就意味着有大量的废物和毒素堆积在体内，那无异于攒了一堆厨余垃圾的厨房。这些废物和毒素会对肠道环境产生不良的影响，被人体吸收后，还会造成皮肤粗糙、暗沉等问题。

　　多吃富含膳食纤维的食物、吃保健品、按摩腹部……这都是有助于缓解便秘的好习惯，不过改善睡眠也是个好办法哦，千万别忘了！

2

013 疲劳是身体发出的 SOS 信号

你是不是觉得自己比以前更容易累了？想当年，开足马力拼上一天，第二天也能精力充沛地忙活到晚上。可不知道为什么，这阵子老觉得累得慌，乏得很——这可不是小问题，一定要重视起来！

疲劳大致分成两种。

一种是身体负担（比如剧烈运动）带来的疲劳，另一种则是心理负担（比如紧张、压力）带来的疲劳。疲劳感可能来源于肉体层面，也可能来源于心理层面。

在高速运转的社会里，现代人大多过着压力重重的生活，因为心理疲劳而患上心理疾病的人数也在直线上升。

"疲劳感"一旦发展成常态，就会引发各种身体不适与心理问题。起初还能咬紧牙关忍着，可忍耐总归是有极限的。说不定你哪天回过神来才发现，自己的身心早就垮了。

心理状态不佳也会影响睡眠质量。许多研究报告都显示，心理状态不佳和睡眠不足之间存在密切的联系。

大家千万别以为"被压力折磨得睡不好觉"是自己的错觉。压力确实与睡眠质量息息相关。想改善睡眠质量，就一定要给自己减负、减压，找到与压力和平共处的方法。

疲惫、浑身没力气等都是暗示身心不适的重要信号，警告我们：身心快撑不住了，好好休息一下吧！

为了及时捕捉到这些危险信号，请大家务必养成习惯，每天至少留出 5 分钟，侧耳倾听身心的呐喊。不要勉强，也不要硬撑，把实现优质睡眠看成头等要务，让身心喘口气吧！

2

告别筋疲力尽

你是不是总觉得疲惫不堪，浑身无力呢？

疲劳是身心发出的 SOS 信号。

这是在警告我们：快去休息！

我们应该在每天晚上为一整天的忙碌画上句号，

绝不把疲劳留到第二天。

给自己留出彻底放松的时间，

将身心从紧张中解放出来吧！

下面就为大家介绍几个告别筋疲力尽的小诀窍。

\ P O I N T /

☐ 每晚彻底解放身心

☐ 三个关键部位绝不能受凉

☐ 睡不着的时候就在"睡眠五感"上下功夫

☐ 用"正念"调整自主神经的平衡

☐ 高质量的睡眠离不开高质量的翻身

014 留出解放身心的时间，为熟睡创造条件

给大家介绍一个简便易行，又能彻底放松身心的好办法——泡澡。

紧张的工作生活难免会让我们浑身僵硬，头昏脑涨，而水的浮力能将身体轻轻托起，放松紧张的肌肉与关节。

白天是交感神经的主场，它能开启人体的"活动模式"。但是到了晚上，我们就得切换到"放松模式"，否则就睡不熟了。一整天的全力奔走会让大脑与身心沉浸在紧张的状态中，所以我们必须给它们创造放松休息的条件。

要让副交感神经兴奋起来，把身心切换到"放松模式"，泡澡就是你的最佳选择。泡澡是通往优质睡眠的捷径。它有三大效果：①洁净皮肤；②温暖身体，疏通经络，促进血液循环；③消除身心的疲劳与紧张。

通过泡澡适当提高体温，还有助于扩大入睡时的体温落差，让入眠过程变得更平稳顺畅（我会在稍后的章节讲解其中的原理）。

不过泡澡也是有很多讲究的，不能乱泡！请大家牢记3个关键词：38～40℃、20分钟、泡全身[1]。

注：[1]除非你有不能增加心脏负担的特殊情况，否则水温较低的全身浴比半身浴更有利于血液循环，能有效温暖全身。

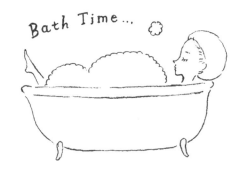

　　睡前一小时，慢慢悠悠泡个澡，走出浴缸之后再用身体乳或护肤油轻轻按摩全身，就当是犒劳自己一整天的辛劳吧！

　　如果你是烫水澡爱好者，不烫就觉得不过瘾，那可一定要在睡前两小时之前完成泡澡的工作哦！

　　因为比较烫的洗澡水会使人体心跳加速，让血压和出汗量飙升，使交感神经兴奋起来，就像刚做完剧烈运动一样。但只要早些从浴缸里出来，等你躺到床上的时候，身体也就平静下来了，可以顺利切换到"休息模式"。

　　除了泡澡，以其他形式在睡前留出解放身心与大脑的时间也能让我们睡得更深，睡得更香。

　　如果你有睡前看书的习惯，那就别选太深奥晦涩的书了。看看小猫小狗或是养眼的风景的写真集不是很好吗？

　　养宠物的读者不妨在睡前陪宠物玩一会儿，这也是舒缓身心的好办法。

　　与爱侣同住的读者可以在睡前与爱侣互相按摩身体，亲密接触，加深感情。

如果天气给力，还可以仰望星空，来一场"星空理疗"。这样做，心情也会平静不少呢。

热饮也有放松心情的功效，但是请大家一定要小心含咖啡因的饮料，如咖啡、红茶与绿茶等。在摄入咖啡因的 30 分钟后，人会进入亢奋状态。虽然对咖啡因的耐性因人而异，但一杯饮品下肚，亢奋效果基本会持续 4 ～ 5 小时。

因此傍晚过后，最好选择无咖啡因饮品，如香草茶、大麦茶、煎茶、蒲公英咖啡等。如今，无咖啡因饮品的种类还是很丰富的。

提前准备好自己专属的安眠饮品，也是提升睡眠质量的好习惯哦。

给大家透露一个小秘密：我的安眠饮品是南非有机茶（Rooibos Tea）和柠檬水。

2

015　三个关键部位绝不能受凉

　　也许有读者会说："我每天都忙得要死，哪儿有泡澡的闲工夫啊。"

　　其实，大忙人更需要为自己留出彻底放松身心的时间，无奈"人在江湖，身不由己"啊。

　　那我就介绍几个专门为没空泡澡的大忙人设计的助眠小习惯吧。当然，泡澡的同时也可以实践这些方法，大家随时都可以尝试哦！

　　脖子、手腕和脚踝是影响睡眠质量的三个关键部位。所以我下面介绍的方法有着同一个中心思想——绝不让这三个关键部位受凉。

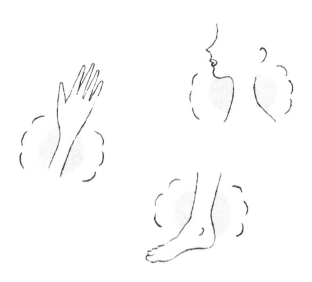

天冷的时候用围巾、披肩或高领毛衣把脖子捂好，体感温度就能上升不少呢。感觉就像是走进了温泉浴池似的，暖暖的，好舒服，让人情不自禁地长舒一口气。

捂好脚踝和手腕，也能起到同样的效果。

脖子、手腕与脚踝与自主神经密切相关。一旦受凉，自主神经的平衡就会被打破，让身体感受到压力。

有时间泡澡的读者可以在浴缸里重点加热这三个部位。

实在没时间的话，就按下面介绍的方法，在睡前做好这三个部位的保温工作吧，这样就能舒舒服服睡个好觉了。

▷ 脖子

多用脖套、围巾和其他有助于颈部保暖的工具。不让脖子受凉，是保障睡眠质量的重要条件。因为脖子里有连接头部与躯干的颈动脉。这条大动脉一旦受凉，全身的血液循环都可能受影响。

▷ 手腕

手腕也是一年四季都不能着凉的关键部位，只是大家平时都不太重视罢了。夏季，我也会把手腕保护好，睡衣永远是"长袖衫＋长裤"，这样才能防止空调冷气的入侵。

▷ 脚踝

脚踝的保温工作也需要我们高度重视。因为脚踝是个没多少肌肉的部位，血液循环相对较差，很容易受凉。

因此泡完澡之后，请大家立刻穿上脚套，把脚踝捂好。我出门的时候也会随身携带脚套，觉得冷了就拿出来套上。

除此之外，电热毯、热水袋也是比较常用的保暖工具。不过为了维持双脚的温度，我建议大家穿着专用的睡眠袜就寝。

用亲肤布料缝制的睡眠袜堪称助眠神器。但是请大家务必选择比较宽松的款式。如此一来，睡着睡着觉得热了，也能下意识地脱掉。

即便是在炎炎夏日，双脚也是有可能着凉的哦。空调的冷风就不用说了，穿在脚上的凉鞋、凉拖，以及打赤脚的习惯，也是导致寒气入侵的元凶。（我会在稍后的章节为大家深入分析"体寒"的危害。）为体寒头疼的女性朋友往往都比较重视冬季的保暖工作，殊不知在夏季捂好双脚，才是赶跑体寒的捷径。

日本是个四季分明的国家。换季时的天气往往不太稳定，忽冷忽热，温差很大。除了保护好双脚，随身带一件能披的衣服也是全年通用的保暖妙招。

上述助眠习惯都是四季通用的，都非常简单，请大家一定要试试看哦！

→相关章节　　P76

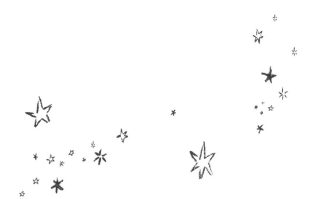

016

用"睡眠五感"为一天画上圆满的句号

辗转反侧、难以入睡的夜晚可真难熬啊。

我们将与睡眠相关的各种感觉统称为"睡眠五感"。睡眠五感包括视觉、听觉、温感、触觉和嗅觉，它们也是人人都具备的"传感器"。只要针对这五种感觉下功夫，一觉到天亮根本不是难事。

那就让我们具体了解一下"睡眠五感"吧。

▷视觉

卧室的光环境（luminous environment）是左右睡眠质量的重要因素。

手机等设备的显示屏散发出的蓝光会抑制睡眠激素的分泌，妨碍我们正常入睡。所以在睡前一小时把房间的光源切换成比较暗的暖光灯，并远离数码设备，正是提升睡眠质量的捷径。

早上起床时要做的事情则恰恰相反。要充分沐浴阳光，让身体对照地球时间调整生物钟，梳理体内节律。

▷听觉

睡前听听古典乐、治愈系音乐或自然界的声音（比如婉转的鸟鸣、潺潺的水声）有助于放松身心。不过大家最好在快睡着的时候把音乐停掉。实在不舍得停，担心音乐一停就会睡意全无，那就把播放器设定成"一小时后自动停止"吧。

对机械钟的"嘀嗒"声比较敏感的读者可以改用不产生噪音的数码钟。

▷温感

关注温感，说白了就是通过温湿度管理打造舒适的睡眠环境。这项工作与季节无关，一年四季都要用心去做。最近有很多电器厂家推出了带"睡眠模式"或"加湿功能"的空调，大家不妨了解一下。

▷触觉

入睡时的放松程度会对睡眠质量产生巨大的影响，所以睡觉时会直接接触的被褥、枕头和睡衣一定要选择触感舒适的款式。而且请大家注意，舒适的材质视季节而定。

我个人对睡衣和床品也是非常讲究的，尤其是和全身亲密接触的睡衣。我家常备真丝、麻布、棉布、纱布等各类材质的睡衣。我会根据季节与当天的心情挑选睡衣，睡眠质量和风度两不误。

▷嗅觉

现如今，香味已经成了打造舒适睡眠环境的必备元素。我将在第5章详细讲解人人都能实践的香薰助眠法。

→相关章节　P68/P72/P214

Sleep Switch On

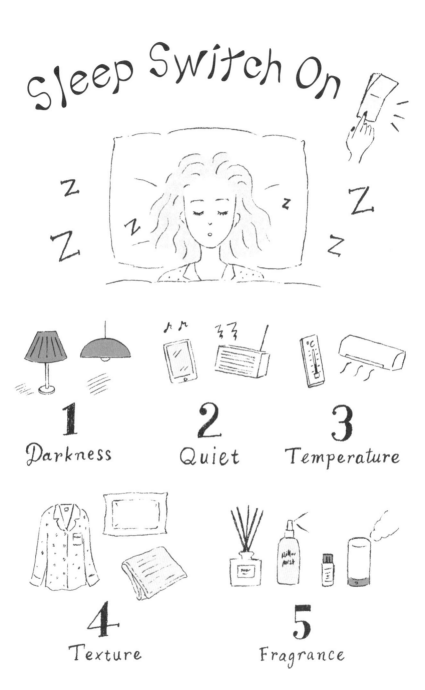

1 Darkness

2 Quiet

3 Temperature

4 Texture

5 Fragrance

017 调节自主神经，彻底放松

　　舒舒服服地入睡，神清气爽地醒来，从不为便秘发愁——要过上这样的舒心生活，就得下功夫调节自主神经。而维持自主神经的正常运作的关键词就是放松身心。

　　很多人到了晚上也无法摆脱白天的紧张状态，于是就睡不好了。

　　如果你也有这样的烦恼，那就试一试"正念"（mindfulness，一种有意的、不加评判的、对当下的觉察）吧。

　　焦虑、烦躁、悲伤、嫉妒……谁都会产生这样那样的负面情绪。我们不能勉强压制这些情绪，或是不分青红皂白地否定它们，告诉自己："我不能这么消极！""正念"能帮助我们巧妙地调节情绪，自然而然地忘掉烦恼。

　　"正念"的关键在于，巧妙地化解已产生的负面情绪，别把它们堆在心里。

　　"刚才那句话说得太难听了，人家会不会讨厌我啊？""下星期的简报很重要，不能出一点儿岔子，我能不能搞定啊？""昨天犯的那个错是不是给人家留下了不好的印象啊？"我们总是忍不住去纠结这些问题。然而，这些负面情绪不是和过去挂钩，就是与未来有关，并不是此时此刻正发生在我们眼前的事情。

因过去或未来而产生的负面情绪，总是越纠结就越让人郁闷。千万别因为这些情绪驻足不前，那都是浮云，淡定地目送它们飘走就对了。

过去的事情就让它们过去吧，未来的事情也没必要现在就操心。最重要的是，要把全部的注意力集中在眼前的这个瞬间上。如此一来，你就不会有闲心纠结其他东西了。

那么"正念"具体要怎么操作呢？很简单。找一把椅子坐下，上半身（从肩膀到腰背）不要用力，全身尽量放松，只把注意力放在"慢慢呼吸"这个动作上。如果你的意识能完全集中在"吸气→呼气→吸气→呼气"的过程上，那就说明你的确是在关注"眼前的瞬间"。

养成每天"正念"10分钟的习惯，自主神经的平衡就有了保障。这个小技巧能帮助我们维持身心健康，以放松的状态进入深度睡眠。大家不妨一试！

018　睡得好的人都擅长翻身

　　睡眠质量高的人，通常都是"翻身小能手"。

　　我经常使用"翻身力"这个词。翻身力，说白了就是在睡梦中翻身的能力。

　　无论我们刚入睡时采用的是什么样的姿势，一晚上一般都要翻身20～30次。当然，具体的次数是因人而异的。

　　许多人误以为翻身意味着睡眠浅，身体在下意识地用力。其实正相反——适度的翻身能帮助我们在睡觉时保持身体的健康，为高质量的睡眠创造条件。

　　此话怎讲？原来，在床上一动不动躺上好几个小时，会对身体造成种种伤害。而翻身有助于促进血液与体液的循环。长时间保持同一个姿势，由体重产生的重力会导致血液及体液流通不畅，肌肉酸痛，甚至骨骼都有可能被压弯。但是定期翻身，适当调整姿势，就能有效避免这方面的损伤了。除此之外，下意识的翻身还能起到调节被窝温度的作用，打造舒适的睡眠环境。

　　翻身同时也是切换快速眼动睡眠和非快速眼动睡眠的"开关"。

　　不过闷热难熬的夜晚需要我们格外小心。要是偏偏在浅睡眠切换到深睡眠的关键时刻大幅度地翻身，那就很难睡熟了。所以夏季一定要选择透气性好的被单哦！

可惜因为条件有限，我们很难把握自己睡眠期间的翻身情况。"不知道为什么，总觉得自己睡得很浅。""起床时总觉得浑身酸痛。"如果你有这样的症状，那就用排除法检查一下，看看是不是"翻身"这个环节出了问题吧。

适度的翻身是睡好觉的基本条件。

至于提高"翻身力"的方法，请参考下一页的介绍。

019　选择不会妨碍你翻身的被单、枕头和睡衣

上一节重点介绍了攸关睡眠质量的"翻身力"。那我们到底该如何提高"翻身力"呢？

一言以蔽之：为适度的翻身创造良好的环境。

说得再具体些，就是挑选合适的床垫、枕头和睡衣。有些人原本一晚上要醒好几次，谁知一换床品、睡衣，居然就能一觉到天亮了。

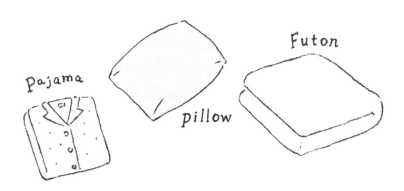

接下来我会为大家讲解挑选床垫、枕头和睡衣的窍门。大家不妨对照书中的内容，检查一下自己正在用的东西。要是发现了问题，就乘机换个新的吧！

▷ 床垫

褥子、床垫等垫在身下的床品要是没选对，那就等于在给翻身设置障碍。

床垫太软肯定是不行的，后背和屁股会陷进去，颈部和腰部不得不承受全身的重量，再加上身体会被蓬松柔软的被子裹住，想翻身都难啊。

反之，睡太硬的床垫则会浑身酸痛，这种不适感也会让睡眠质量大打折扣。

因此，理想的褥子或床垫要有恰到好处的弹性和硬度以及足够的面积来有效分散压力，让人轻松翻身。

▷ 被子

再看被子。被子必须够轻，不能有压迫感，兼具保温功能与湿度调节功能。

冬天盖的被子尤其需要我们多加注意。不能因为天冷就盖好几层，否则被子的重量会压得人翻不了身。一堆热量闷在背后散不出去，能睡好才怪了。

被子还得贴合身体的轮廓，否则肩膀、双脚与被子之间会有缝隙，每翻一次身，都会有冷气钻进被窝里，这感觉也不好受。因此，被子要柔软亲肤。

▷ 枕头

没选对枕头其实是个很普遍的现象。睡不合适的枕头不仅有碍翻身，还会引发头痛、肩膀酸痛、打鼾和水肿等问题。

选枕头要看大小、形状和重量，以及它能否托住颈椎[①]，让颈椎保持自然的 S 形曲线。

另外，枕头和床垫最好买同一个牌子的，这样就能去实体店体验两者的匹配度和翻身时的感觉了。

▷ 睡衣

睡觉时穿的衣服也会对睡眠质量产生巨大的影响。

运动衫、T 恤衫、家居服……这些衣服都不是为睡眠设计的。穿着它们睡觉，身体和被单之间会产生不必要的摩擦，加大翻身的难度。

睡衣的材质首选吸水性好，手感也好的 100% 蚕丝或纯棉布。据说蚕丝是最接近人体肌肤的天然纤维，特别亲肤，光是穿着就有养肤的功效。纯棉布的睡衣穿着也很舒服，很安全。而且棉布一点儿都不娇气，怎么洗都行，这也是它的一大魅力。

至于款式，请大家尽量不要挑"短袖 + 短裤"。领口开得比较大的、有帽子的款式也最好避开。露得越少，脖子、手腕和脚踝就越不容易受凉。不穿有帽子的睡衣，则是为了防止帽子压迫脖子，逼着我们采取不自然的睡姿。

注：①颈椎：位于脖颈处，负责支撑头部的骨骼。

"不就是睡觉时穿的衣服吗，有必要那么讲究吗？"——大家可千万别小看了睡衣。穿什么样的衣服睡觉，会直接影响你第二天的身心状态。

　　把"干躺着却不产生任何价值的 7 小时"变成"消除今天的疲劳与损伤，为明天的元气和美丽充电的 7 小时"，才叫有效利用时间，不是吗？

　　睡衣是让我们变得更加健康美丽的好帮手。大家不妨把买睡衣看成对自己的投资，用心选一套好看又舒服的睡衣吧！

2

020

卧室环境的好坏在于温度与湿度

有人能一觉安稳到天亮，有人却睡得很浅，动不动就醒——就算躺在床上的时间完全一样，睡眠质量也是千差万别。这究竟是为什么呢？

卧室的环境，其实也是左右睡眠质量的要素之一。能做到夜夜安眠的人都会花心思营造舒适的空间环境，把卧室变成彻底放松的睡眠圣地。下面我会为大家介绍几个能轻松实践的卧室升级法。无论你平时是一个人住还是与家人同住，都能用上。

▷ 温度

无论春夏秋冬，能让人睡得最香的卧室温度都是 16～28℃。除了室温，被窝里的独特环境，即"被窝气候"，也是很有讲究的。至于被窝里的温度，一年四季都是 33℃左右最舒服。

因此在冬夏两季，我们要借助空调调整卧室的温度，太热了不行，太冷了也不行。

冷空气会向地表下沉，而热空气容易堆积在空间的顶部，因此我们可以用风扇来促进空气流通。

▷ 湿度

恰当的湿度也有助于安眠。卧室的理想湿度是 60% 左右，被窝的湿度最好控制在 50% 左右。

　　湿度是个挺难调节的东西。建议大家在和床铺一样高的位置放一个温湿度计，这样就能随时掌握卧室的温湿度状态了。冬季空气干燥，可以用加湿器增加空气湿度。夏季潮湿闷热，开除湿器会更舒服一些。

▷ 窗帘

　　睡得好不好，跟窗帘的颜色也有关系。

　　红色、橙色等鲜艳的颜色容易刺激交感神经，影响睡眠质量。从色彩心理学的角度看，卧室最好别用这类颜色的窗帘。

　　淡雅柔和的颜色，比如蓝色或米色，能帮助我们稳定情绪，在放松身心的状态下进入梦乡。

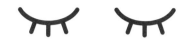

"体寒"与体温、睡眠的关系

"体寒"永远是女性朋友的头号公敌。

其实它跟睡眠也有一定的关系。

因为体温的变化与睡眠机制密切相关。

躺了好久，却怎么也睡不着的时候，

不妨活动一下四肢，

做几个助眠小动作，

主动按下通往睡眠的开关吧！

\ POINT /

☐ 睡眠与体温密切相关

☐ 人很难在手脚冰冷的状态下睡着

☐ 即便是闷热的夏夜，也不能让脚踝受凉

☐ 小心难以察觉的"隐形体寒"

☐ 睡前小动作，暖身又助眠

2

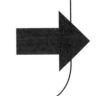

021

睡不着的时候记得先温暖手脚

"穿了一层又一层，可手脚还是冰凉冰凉的……"为"体寒"烦恼的女性朋友不在少数。

"体寒"绝非寒冬的专利。即便是在炎炎夏日，要是你待在开着空调的房间里，连喝好几杯冷饮，四肢冰凉的感觉也会找上门来。日本是个四季分明的国家，而人的自主神经功能又很容易在换季时发生紊乱，进而导致体寒。

因此，"防寒"工作是没有季节之分的，一年到头都要高度重视。

我认为体寒分为好几种类型，不能一概而论。

因温热的新鲜血液没有被输送到身体末梢部分导致的体寒叫末梢型体寒。

因节食减肥、运动量不足造成的肌肉量减少、脏器功能与新陈代谢水平下降而导致的体寒叫全身型体寒。

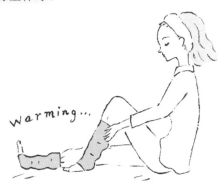

因摄入过量水分或无法排出体内多余水分导致的体寒叫水分型体寒。

无论你的体寒属于哪种类型，都有可能阻碍血液循环，引发各种身体不适。

体寒也会影响睡眠质量。

人体其实有两种体温：表层体温与深部体温（心、肺、脑和腹腔内脏等处的温度）。后者一旦下降[①]，人就会犯困，这也是人体与生俱来的运行机制。要把深部体温降下来，关键在于把四肢的表层体温提上去。

小婴儿快睡着的时候，小手小脚都会变得特别温热对不对？这是人体准备入睡时的自然反应。通过四肢释放热量，就能有效降低深部体温了。而四肢发冷的人没法把这套机制妥善利用起来，于是就很难睡着了。换句话说，手脚冰凉有可能导致他们的身体无法为睡眠做好充分的准备。

怎么办？除了用脚套等工具保暖，我们还可以用热水浸泡手脚。找个脸盆，打一些热水（水温要足够高），泡上 10 分钟左右，就能暖和起来了。

为了让身体顺利释放出热量，降低深部体温，请大家一定要养成温暖手脚的好习惯哦！

注：①深部体温会在凌晨 3 ~ 4 点和下午 2 ~ 3 点这两个时间段猛降，同时带来强烈的困意。晚上 7 点前后是一天之内深部体温最高的时候。晚上 9 点过后，体温会逐渐下降，为睡眠做准备。

022

牢记"压力过大也会导致体寒"

　　如前文所述，体寒有很多种类型。除了上一节提到的那几种，压力型体寒也是近年来困扰女性朋友的一大问题。工作生活特别忙碌的女性尤其容易出现这种类型的体寒。

　　也许有读者会问："压力不是心理问题吗？连体寒都是压力搞的鬼吗？"实不相瞒，压力过大会让交感神经过度紧张。于是，心跳就变快了，全身的血液循环都会受影响，血压也升高了，肠道的蠕动也会因为紧张而遭到抑制。在这种状态下，不体寒才怪呢。

　　有压力才会有动力，可压力要是大到了危害健康的地步，那岂不是得不偿失吗？如果你感觉到自己最近太拼了，不妨放慢脚步，留点时间呵护身心吧。

　　打开窗户换气的间隔，慢慢做几个深呼吸；做拉伸运动，舒缓僵硬的肌肉；多吃有益于肠道的东西——只要有意识地采取抗压措施，就能有效缓解紧张，促进血液循环，进而改善体寒的症状。

　　等你把身体调理到"时刻温温热热，不知体寒为何物"的境界，一觉到天亮就不是难事了。

　　女人本来就比男人更容易体寒。这和两性的身体特征有关——女性的肌肉量更少，却更容易积累脂肪。肌肉能产生热量，并通过血液将热量输送到全身各处。所以肌肉越少，人体就越不容易暖和起来。

　　常有人认定"体寒是遗传的"，就懒得再想办法了。但我要借这个机会告诉大家，别灰心！在许许多多被认定为天生的、没办法可想的问题中，真正起因于遗传的只占了 3 成，剩下的 7 成都可以通过调整环境、改变习惯来改善。体寒也在那 7 成里。

　　太早死心岂不是会错失改变人生的良机？只要把心态摆正，从今天开始下功夫，很多问题都是可以解决的！

2

023

摸摸肚子，看看自己有没有"隐形体寒"

"我从来都不会手脚冰凉，绝对没问题！"——别高兴得太早。说不定你有难以察觉的"隐形体寒"。

"隐形体寒"不仅会造成失眠，还会引发各种身体不适，所以我们也要想办法去攻克它。

请大家对照下面这张清单，看看自己符合几条。

- ☑ 夏季经常光脚穿凉鞋、凉拖
- ☑ 办公室的空调开得很冷
- ☑ 没有养成运动的习惯
- ☑ 从不泡澡，基本上用淋浴了事
- ☑ 爱喝汽水和咖啡等饮料

如果你存在上面这几种情况，就说明你有可能是"隐形体寒"的受害者。因为这些习惯都会助长体寒，不知不觉中，体寒就在你身上扎下了根。

怎么样才能确定自己有没有"隐形体寒"呢？有个很简单的方法：摸肚子。

要是觉得肚子凉凉的，那就得立刻采取措施，培养击退体寒的好习惯，比如多吃生姜和发酵食品、少吃甜食、增加泡澡的频率等。

少喝冷饮也是很重要的防体寒习惯。很多人一进咖啡厅就点加冰的冷饮，觉得这样解暑。殊不知冷饮喝多了，体寒就来了。即便是夏季，也要尽量少喝低于常温的饮品，能时不时喝些热饮就更好了。

捂住之前介绍过的"三个关键部位"，也是一种非常简便的改善体寒的好方法。炎热的夏季也不能大意。待在空调房里的时候，记得用披肩、长袖衣服、袜子、脚套、小毛毯等小工具做好保暖工作哦。

要是一直没察觉到"隐形体寒"的存在，放任它慢性化，便秘、水肿、肠胃不适等各类问题都会找上门来。体寒是一种亚健康状态，再严重一点就是病了，必须及时采取措施。在问题爆发之前，还是先做个自我检查吧！

024

睡前的助眠小动作

要提升睡眠质量，关键在于放松身体，把自己从白天的紧张模式中解放出来。

接下来我会为大家介绍 3 种可以有效放松身心，让全身暖和起来的助眠小动作。利用睡前的休息时间实践一下，就能切身体会到它们的功效了。

我尝试过很多助眠小动作，其中切实有效的有不少。不过我想推荐给大家的"只有一个动作的睡前瑜伽""肌肉舒缓运动"和"高尔夫球足底按摩"是我至今都在坚持实践的方法。

这 3 种小动作都能在 1 分钟内搞定，非常简便。而且它们都不需要大型辅助仪器，对场地条件也没有特殊要求，出差、旅游时也能做，简直是不受时间、地点限制的"安眠小魔法"。

请大家注意，瑜伽的终极目的并不是摆出漂亮的姿势，而是让大家有意识地进行连续不断的深呼吸。所以摆姿势的时候，只要把身体拉伸到觉得舒爽的位置就行了，千万别勉强自己。

大家可以在这 3 种小动作中选择 1 种进行，3 种都做当然也没问题。要是有特别喜欢的动作，还请务必把它加入你的"入睡仪式"哦！

▷ 加深呼吸：只有一个动作的睡前瑜伽——眼镜蛇式（→ P84）

我们白天往往要保持伏案的姿势。用智能手机的时候，我们的身子也是前倾的。因此我们在睡前要有意识地拉伸腰背的肌肉，打开胸腔，加深呼吸。这样能有效改善血液循环，让身子暖和起来。

▷ 放松僵硬的肌肉：肌肉舒缓运动（→ P85）

经过一整天的忙碌，我们全身的肌肉都会处于紧张僵硬的状态。在放松肌肉的基础上就寝，人就能睡得更香。做这个动作的诀窍在于，要把全身的肌肉（从面部到脚尖）都用上。

▷ 舒舒服服入睡：高尔夫球足底按摩（→ P85）

脚后跟中间有一个叫"失眠"的穴位。睡不着的时候，按压这个穴位准没错。用高尔夫球滚一滚，按一按，就能舒舒服服地入睡了。

舒缓身心，提升睡眠质量的
睡前助眠小动作

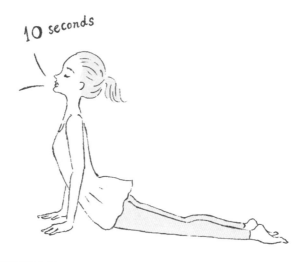

10 seconds

加深呼吸

只有一个动作的睡前瑜伽——眼镜蛇式

STEP 1

俯卧后，从头顶到脚尖用力绷直。手肘弯曲，手掌放在胸部两侧，紧贴地面。

STEP 2

用手肘缓缓撑起上半身，抬起下巴，挺起腰部。此时骨盆不能离地。保持 10 秒钟，其间呼吸 5 次。然后一边呼气，一边恢复到 STEP 1 的体位。

放松僵硬的肌肉

肌肉舒缓运动

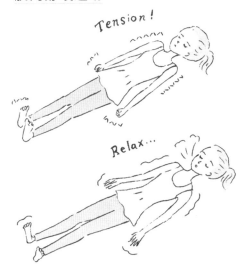

STEP 1

仰卧，双手握拳，脚尖对准天花板。然后吸气并全身发力，让所有肌肉紧张起来，保持 5 秒钟。

STEP 2

在呼气的同时彻底放松，一点儿力气都不留。重复 3～5 次即可。

舒舒服服入睡

高尔夫球足底按摩

坐在椅子上，把高尔夫球放在地上，用脚踩上去滚一滚。注意不要屏住呼吸。

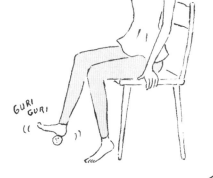

第3章

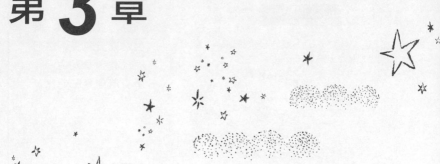

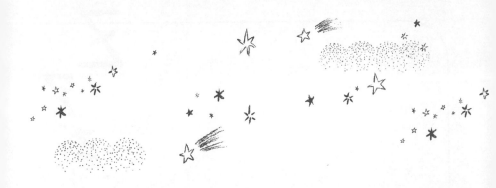

睡出美丽

你也可以！不用花一分钱的
"睡眠美容法"

昂贵的精华液和美容院的护理套餐

都不是变美的必备条件。

世界各国的美女都会在睡眠上下功夫，

也有众多美女在公开场合强调过睡眠的重要性。

睡眠是人世间最公平的美容方法，

只要好好睡，就能一天天变美，绝对人人平等。

若能实现高质量的睡眠，

你早晨起床时的皮肤状态也许会跟刚做完美容一样哦。

\ POINT /

☐ 皮肤好的人都很重视睡眠

☐ 睡眠的前 3 个小时不能断

☐ 借助两种激素的力量

☐ 想要紧致小脸，睡觉时就不能"咬紧牙关"

☐ "早上起不来""面部水肿"都能靠刺激耳朵
　　缓解

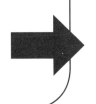

025

不花钱的"睡眠美容法"，
给你容光焕发的肌肤

"可能是最近睡得太少吧，皮肤状态好差啊。"

"昨晚没睡好，粉底都不服帖了。"

大家有没有遇到过这样的情况呢？其实很多女性朋友都隐约察觉到了睡眠与美容的关系。

正如大家所想，睡眠和美容有着紧密的联系。肤如凝脂，吹弹可破的人，肯定都很重视睡眠质量。

好比大名鼎鼎的超模米兰达·可儿（Miranda Kerr），据说她就寝时会播放海浪的声音舒缓身心，专用的闹钟则会确保她醒来时神清气爽，心情舒畅。这就是她保障睡眠质量的绝招。

好莱坞明星詹妮弗·劳伦斯（Jennifer Lawrence）就更疯狂了，据说她每天下午6点就开始为就寝做准备了！

荣获"全球最性感女人"称号的詹妮弗·安妮斯顿（Jennifer Aniston）和影视歌三栖明星詹妮弗·洛佩兹（Jennifer Lopez）都在公开场合强调过睡眠对肌肤的重要作用。

不需要特殊的才能与工具，也不需要一分钱的投资，只要香香甜甜地睡一觉，谁都能变美。这么看来，睡眠岂不是人世间最公平的美容方法吗？

在睡眠时间不变的前提下，只要花点心思提升睡眠质量，你就能比别人更美。这么好的法子，岂有不试之理？

你每个月要在美容院和高档化妆品上花多少钱呢？

你觉得这些钱花得值吗？

"睡眠美容法"不用你掏一分钱，随时都能轻松实践。一旦养成习惯，就能长期保持容光焕发的状态了。要我说啊，睡眠才是终极的美容方法。

| 026 | 利用"睡眠的前 3 个小时"做美容 |

那些脸上没有岁月的痕迹，皮肤总是水润透亮的人，都懂得"睡眠时间＝美容时间"的道理。比起价格昂贵的精华液，"睡眠美容法"才担得起"功效显著"这四个字，而且它的效果都是实实在在感觉得到的。

不过不动脑子随便乱睡，只是白费功夫。

"睡眠美容法"的关键在于"睡眠的前 3 个小时"一定要睡好，不能被打断。为什么睡眠的前 3 个小时那么重要？因为那是人体分泌生长激素的时间。

生长激素有促进皮肤细胞新陈代谢的作用。只有保障了皮肤细胞的新老交替，才能拥有健康美丽的肌肤。而且这种激素还能帮助皮肤修复白天受到的损伤，让伤害不复存在。多么强大的美肤帮手啊！

换句话说，生长激素是一种顶级的天然焕肤精华。人体能否充分分泌这种精华，全看睡眠的前 3 个小时。

此话怎讲？原来睡眠期间，人体分泌的生长激素占到了一天中生长激素分泌总量的 70% 左右。

　　而且在六七个小时的睡眠时间里，人体只会在前 3 个小时大量地分泌生长激素。但是请大家注意，人体只有在处于深度睡眠状态时才会分泌出足量的激素。所以这 3 个小时的睡眠质量非常关键。

　　这 3 个小时的睡眠若有中断，生长激素的分泌就会受影响，睡眠的美容效果自然也会大打折扣。有些人喜欢在晚饭后躺在沙发上，边看电视边打瞌睡。这个习惯非常不可取，因为它会造成睡眠的中断，让你错失美容的良机。实在很困，那就赶紧上床睡觉，第二天早上再洗澡也不迟。

3

　　顺便提醒大家，睡眠的前 3 个小时的确很重要，但这并不意味着后几个小时就是在浪费时间。睡眠的后半程就是刚分泌出来的生长激素大展拳脚的时候，也是身心与头脑必不可少的休整时间，所以总共睡 7 小时左右还是比较理想的。

027　美女在晚上 12 点前就寝的真正原因

　　"晚上 10 点到凌晨 2 点是养肤的黄金时间"——大家应该都听说过这种说法吧？

　　可惜这条"常识"已经过时了，最新的美肤睡眠法更关注睡眠的前 3 个小时（详见上一节）。大家注意确保这 3 小时的睡眠深度和连续性即可，没有必要拘泥于"晚上 10 点"这个就寝时间。再说了，现代女性总是忙得不可开交，坚持每天晚上 10 点就寝本来就不太现实。

　　我自己每晚的就寝时间是晚上 12 点。其实在晚上 12 点前就寝也是用睡眠打造美肤的要点之一哦。

　　如前文所述，睡眠的美容功效与生长激素有关。其实还有一种和生长激素同等重要的激素参与到了睡眠之中，那就是"褪黑素"，又名"睡眠激素"。研究结果显示，它不仅能让人睡得更熟，还有非常强大的抗氧化、抗老化和抗癌作用。也就是说，褪黑素是帮助我们成为"冻龄美女"的关键激素，必不可缺。

　　据说人体会在环境变黑后开始分泌褪黑素，并在凌晨 2～3 点迎来分泌的高峰。

　　我们来梳理一下：

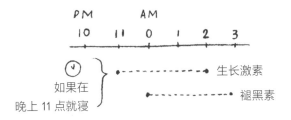

生长激素是顶级的"焕肤精华"。要让人体分泌足够的生长激素，就需要保证睡眠的前 3 个小时的睡眠质量。而刚才介绍给大家的褪黑素是人体在凌晨 2 ～ 3 点大量分泌的"美容激素"。它能促使我们进入深睡眠，帮助我们分泌出更多的生长激素。

也就是说，想让这两种激素相辅相成，产生所谓的协同效应，就得在晚上 12 点前就寝，并确保前 3 个小时不中途醒来。只要能牢牢抓住这两个要点，同时享受两种激素带来的益处，就能睡一个完美的"美容觉"了。

3

028 如何增加"美肤激素"的分泌量

"睡眠激素"——褪黑素有助眠和抗氧化的双重功效，睡出美丽全靠它。不过我们没必要干等着身体分泌褪黑素，完全可以想办法主动增加它的分泌量。

增加褪黑素分泌量的关键词是血清素（serotonin），它是一种神经递质。

血清素与治愈力和活力密切相关。多亏了它，我们才能在白天保持精力充沛、活力十足的状态。

血清素分泌量够多的人往往性格开朗，情绪稳定，人见人爱。反之，缺乏血清素的人会比较容易歇斯底里，总是瞎担心。

到了晚上，血清素就会转变成褪黑素。

也就是说，血清素与褪黑素是同根同源的两种物质，24 小时不间断地守护着我们的身心健康。趁着白天增加血清素的分泌总量，就能在晚上享受到更多的褪黑素。于是人就睡得更香了，整个人都会容光焕发呢。

那我们要如何利用白天让身体分泌更多的血清素呢？按一定的节奏做有规律的运动就是行之有效的方法（详见第 4 章）。放心吧，不需要做什么高强度的运动。我要推荐给大家的是没什么运动细胞的人也能轻松搞定的"血清素健步法"。只要按"1、2、1、2"的节奏大步流星地走，同时大幅度挥动手臂就可以了。

除此以外，去唱歌，在跟朋友聊天的时候哈哈大笑，利用休息日骑车到处逛逛，游泳等都是能促进血清素分泌的好习惯。

光也在血清素的分泌过程中扮演着重要的角色。大家可以趁着白天光照较强，多走几步①或者用走楼梯代替坐电梯。希望大家积极培养能够促进血清素分泌的好习惯。

→相关章节　P148

3

注：①为了加强自己的活动意识，不妨借助计步器或是可以测量活动量的可穿戴设备。

029 | 睡出紧致小脸

　　早上起来一照镜子，却发现脸上肿肿的，整张脸都大了一圈，或是觉得"最近腮帮子越来越鼓了"。大家有没有过这方面的烦恼呢？

　　这可能是因为你睡着的时候无意识地咬紧了牙关。其实我们用电脑或是集中注意力做某件事的时候，上下牙也会在不知不觉中咬在一起。我办过一次只有20位女学员参加的小型睡眠学习会。当时我提了一个问题："有多少人能感觉到自己晚上睡觉时咬紧牙关了？"在场的所有人居然都举手了。

　　咬紧牙关是美丽容颜的天敌。据说人的下巴在咬紧牙关时会承受非常大的压力。这样咬上一整晚，肌肉能不酸痛吗？长此以往，腮帮子能不鼓吗？要是不及时采取措施，面部的血液循环就会受影响，于是肌肤所必需的营养成分就无法输送到面部的每一个角落。久而久之，皮肤松弛了，皱纹也冒出来了，怎么看都显老。

　　除此之外，经常咬紧牙关还会导致连接肩颈、头部的肌肉长期处于紧张、僵硬的状态，继而引发肩颈酸痛、偏头痛等问题。

　　对广大女性朋友来说，睡眠时间本该是消除疲劳、补充能量、为美丽添砖加瓦的好时光，要是因为咬紧牙关给自己的身体造成了多余的伤害，那才叫得不偿失呢。我们一定要想办法改掉这个百害而无一利的习惯。

那如何防止在睡眠期间咬紧牙关呢？戴睡眠牙套是个行之有效的方法。

睡眠牙套不仅能保护牙齿和牙龈，还能让嘴巴周围的肌肉自然而然地进入放松状态。

去牙科医院定做睡眠牙套的费用大约是 5000 日元（约合人民币300 元），不是很贵。我本人也在几年前定做了一个，一直用到现在。我能切身感觉到，它不仅能防止磨牙，还有助于紧致面部轮廓。我已经离不开它啦。

做按摩、去美容院……瘦脸的方法何其多。但是戴睡眠牙套不需要任何主观努力，定做一次就可以用很久，不需要一分钱的后续投资，轻轻松松就能睡出紧致的小脸来，简直是一石三鸟嘛。

3

030

去水肿，睡得香！
"石头剪子布揉耳法"

"睡得香、起得来"是衡量睡眠质量的标准之一。也许有读者会说："这要求也太低了吧！"其实不然。

实不相瞒，在种种与睡眠有关的烦恼中，"起床难"是最常见的一种。"我得提前 2 个多小时让闹钟响起来，一遍遍地闹，否则就起不来。""起床的时候特别痛苦，几乎下不了床。"……真的有很多人在为没法神清气爽地开启一天的工作与生活而苦恼。

我会在稍后的章节中具体介绍怎么样才能在早上舒舒服服地起床。在本节中，我要先向各位"起床困难户"隆重推荐"石头剪子布揉耳法"。这个方法非常简单，一分钟就能搞定，躺在床上做也没问题，还能有效缓解面部的水肿呢。

据说耳朵上有 100 多个穴位，和美容美体有关的还真不少，有促进新陈代谢的，也有控制食欲的，当然要好好利用起来了。再加上耳朵就长在头的侧面，有着得天独厚的地理优势，耳朵受到的刺激更容易直接传导至大脑。按摩耳朵的时候，人会有一种头脑变得清醒的感觉，体温也会相应上升。在这种状态下，起床自然就不是难事了。

耳朵是个一按摩就会暖和起来的部位，而且这种变化是非常明显的，每个人都能切身感觉到。在天寒地冻的冬天，大家都跟被窝难舍难分，好容易醒来了吧，稍不留神就会睡起回笼觉。而按摩耳朵就是一种能让我们痛痛快快地从被窝里爬出来的好办法。

▷ 石头剪子布揉耳法

石头：用手把耳朵裹住，然后握拳，让耳朵的上半截跟下半截贴在一起。

剪子：摆出"剪刀手"，中指卡在耳朵前面，食指放在耳朵后面。两根手指一起夹住耳朵，然后上上下下用力扯动。

布：依次捏住耳郭的上端、中间和下端，往外拉。

重复几次上述步骤即可，次数不限。

这套动作还有紧致面部轮廓的功效，每天早上做一下绝对有好处！

→相关章节　P138　3

031

早晨起床后，记得照镜子
自我检查

对女性朋友而言，镜子好似一位严格的老师。它能照出你目前的状态，直言不讳地把需要改正的地方指出来。只要掌握了镜子的正确用法，你就能在变美的道路上走得更远。从这个角度看，"起床后照镜子"也是一个帮助我们变美的重要习惯。

只在临出门（梳妆打扮、整理发型）的时候照镜子的人应该不在少数吧？其实啊，早上起床后立刻照镜子，重点检查眼睛和颈部也是一个很有效的美容习惯哦。只要做好这一件事，就能知道自己睡得好不好，还有哪些方面需要改进了。

▷ 有没有出现"青色黑眼圈"

请大家起床后仔细观察眼部周围，看看自己有没有青色的黑眼圈。如果有，那就说明你的睡眠质量可能有问题。睡眠质量差会影响血液循环，是青色黑眼圈产生的主要原因。毕竟，睡不好会严重影响全身的血液循环。

如果你发现自己的肤色比平时更暗，那也需要多加小心。一旦发现这两种情况，就要立刻采取措施，让自己睡得更深一些。

▷ 有没有长"颈纹"

然后再检查颈部，看看有没有长颈纹。年龄增长并不是长颈纹的唯一成因，枕头的高度不合适，颈部也容易长颈纹。

为什么呢？因为不合适的枕头会让我们采取不自然的睡姿。脖子可能是歪着的，也可能受到外力的压迫。在这样的状态下睡上好几个小时，血液循环当然会受影响。一般来说，面部水肿是枕头太低的信号，而颈部出现颈纹往往意味着枕头太高。

现代女性的工作生活异常忙碌。正因为如此，我们才应该充分利用睡眠时间，让自己越睡越美。为了实现这个目标，希望大家能养成起床后先照镜子的习惯，从评估前一夜的睡眠质量做起。

→相关章节　P70

3

032 用3种"睡眠美容法"击退夏季皮肤问题

夏季是度假的好时节。上山下海、参加音乐节、去郊外野营……精彩纷呈的活动让人目不暇接。

然而夏季灼人的阳光中有皮肤最怕的紫外线。夏季是暗沉、雀斑、皱纹、粗糙等各类皮肤问题的高发期。对皮肤而言，夏季真的是一道坎，简直是危机四伏。

其实在炎炎夏日，香甜的睡眠也能起到呵护肌肤的作用。下面就给大家介绍几个夏季助眠小诀窍吧！

▷ 借助卧室的空调冷却墙壁

卧室的空调最好提前1～2小时打开，温度设定成25～26℃，风力开到最大。如果能提前把被子叠起来，让床单也吹到冷风，效果就更好了。等你躺到床上了，再把温度调成27℃，风力也要调小，设定成2～3小时自动关机即可。这样比临睡前再开空调更有助于提升睡眠质量。

为什么呢？因为空调的冷风能有效冷却墙壁。这样空调停机之后，睡在屋里的人也不会被白天积攒在墙体中的辐射热[1]所扰，能在舒适

注：①阳光中的热量会在白天被墙壁等建材吸收，到了晚上又会被释放出来，于是室温就上升了。

的环境中一觉睡到天亮。不过请大家注意，千万别让空调的冷风直接吹到自己身上哦。

▷ 用冰袋给头部降温

在之前的章节中，我与大家分享了人体是如何通过深部体温的下降进入熟睡状态的。实际上，大脑的温度在这套机制中发挥着至关重要的作用。也就是说，降低大脑的温度就是通往熟睡的捷径。

夏夜闷热潮湿，大家可以选择蚕丝枕套或麻布枕套，确保枕头干爽舒适。用冰袋给头部降温，或使用可以放进冷冻室冷冻的啫喱枕头也是不错的方法。但是眼睛周围和脖子是一定不能着凉的，请大家务必小心。

▷ 借助夏季蔬菜调控体温

炎炎夏日，我们难免会喝些冷饮、吃些冰品消暑降温。可要是成天把冰凉的东西往肚子里塞，那你的身体就很有可能处于一天到晚透心凉的状态。

照理说，自然界的生物一般不会吃温度低于常温的东西，吃刚从冷冻室拿出来的食品也有违人类的习性，会让身体不堪重负。

别吃冰镇的东西了！不妨仰仗大自然的力量，多吃能帮助我们降低体温的食材吧。

夏季蔬菜就是能让我们自然而然凉下来的神奇食材。经过漫长的进化，我们的身体掌握了顺应四季特征的本领，而应季蔬菜就有辅助身体做好适应工作的力量。

夏季的应季蔬菜具体有哪些呢？番茄、黄瓜、茄子、苦瓜、西葫芦与灯笼椒都是最具代表性的夏季蔬菜。它们不仅有清热解暑的功效、强大的抗氧化作用，还能保护肌肤不受紫外线的伤害。

除了新鲜的水分，它们还能带来维生素、矿物质等人体极易缺乏的营养素，希望大家能有意识地多食用这类食材。

健康的美永远建立在睡眠、饮食和活动（运动）的铁三角上，无论春夏秋冬。

睡眠的质量与时长，饮食的内容与时间，运动的内容、强度与时长……请大家牢记，我们的美是这些因素综合作用的结果！

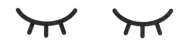

减肥从睡眠开始

提起减肥，

大家往往会联想到"忍耐、努力、痛苦、艰难"这样的字眼。

要是努力了却看不到结果，

整个人都会烦躁不堪。

其实"发胖"和"睡眠"是密切相关的，

瘦不下来很有可能是睡眠质量太差的结果。

这到底是怎么回事呢？

\POINT/

☑ 睡不好觉 = 食欲增强

☑ 熬夜会让身体渴望高脂肪 & 高热量的食物

☑ 通过改善睡眠质量提高代谢水平，打造吃不胖的好身材

☑ 别光动脑筋，身体也要适度疲劳

☑ 利用"禁睡区"做运动

3

为什么我能靠睡觉减重 15 公斤

有人单靠提升睡眠质量减掉了 15 公斤——大家是不是觉得这是天方夜谭呢？

实不相瞒，这个人就是我。我没有拼命运动，也没有用什么特殊的饮食疗法，只是改善了睡眠方法、提高了睡眠质量，就比"人生巅峰"瘦了整整 15 公斤，至今没有反弹。

作为过来人，我想对大家说：就算你现在徘徊在绝望的谷底，每天都看不到希望，也不必烦躁焦急。先舒舒服服睡一觉，让身心彻底休息一下吧！

因为我就是这样走出绝境的。

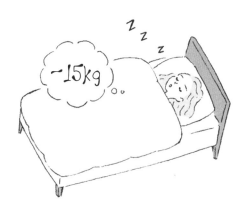

"没钱、没工作、没男友的奔三'剩女'"——用这句话来概括当时的我真是再合适不过了。而且我当时还有非常严重的惊恐障碍[①]，连出门都成了一桩难事，我成了人们口中的"家里蹲"。

眼看着 30 岁生日就快到了，我自己比谁都着急。"哪能浪费时间休息啊！""我得活得更积极向上，更绚丽多彩！""我要摆脱现状！"……为了走出伸手不见五指的"隧道"，我每天都在苦苦挣扎。拼坏了身子，遇到了挫折，就只能灰溜溜地逃回家掉眼泪，周而复始。那段日子真是苦不堪言。

我当时的生活作息也乱得一塌糊涂。对未来的焦虑总是搞得我闷闷不乐。为了找到人生的突破口，我养成了在网上乱逛的习惯，每天都要逛到凌晨 4 点多才累得倒头睡下，睡到第二天下午再蓬头垢面地爬起来，每天都是如此。不规律的作息不仅造成了我身心的慢性疲劳，还严重影响了我的内分泌系统，我甚至出现了整整半年都不来月经的情况。

我的饮食习惯就更糟糕了。一个人吃完一整个奶酪蛋糕还不够，一眨眼的工夫又扫荡掉两碗豚骨拉面。只要走进便利店，我就会买上一堆零食，甜的冰激凌、蛋糕就不用说了，还要搭配各种咸咸的膨化食品，嘴巴都不带停的。理智告诉我："再这么下去，人就废了！"可我就是控制不住啊！

注：① panic disorder，其主要特点是突然发作的、不可预测的、反复出现的、强烈的惊恐体验，常伴有显著的焦虑情绪和自主神经功能失调的症状。

母亲不忍心见我继续糟蹋自己，便提议说："把烦心事都忘掉，痛痛快快睡一觉试试呗？"

可不是吗？状态不好的时候，才更应该好好休息，更应该多吃有营养的东西补充能量啊！身心都已经千疮百孔了，我却不好好呵护，还净做些折磨自己的事情，迟迟无法摆脱急躁与焦虑，因为压力拒绝休息，过着暴饮暴食的生活。

我抱着"死马当活马医"的心态，听从了母亲的建议，决定从好好睡觉做起，回归"日出而作，日落而息"的作息模式。当时我对睡眠一无所知，也没有能让我查到相关信息的地方，于是我只能拿自己做实验，看看睡久一些是什么感觉，睡少一些又是什么感觉，花了两个多月才摸索出最舒服的睡法。

经过反复验证，我发现7小时睡眠（晚上12点就寝，早上7点起床）能让我睡得最熟，醒得最爽。

开始改善睡眠质量之后，我最先感觉到的变化是心理压力得到了显著的缓解。莫名其妙的担忧与焦虑也好，烦躁的情绪也罢，都伴随着睡眠质量的上升烟消云散了。紧接着改变的是我的饮食偏好，这也让我切身感觉到："咦？我真的跟以前不一样了！"甜得发腻的食物、咸味很重的膨化食品曾是我的最爱，可是把睡眠质量搞上去之后，我就自然而然地不想吃这些东西了。回过神来才发现，我居然都不去便利店扫货了！

惊恐障碍的发作频率也明显下降了。渐渐地，我甚至萌生了出门走走看看的念头。

半年过后，朋友们一见到我就说："你是不是瘦了呀？"我半信半疑地走上体重秤一看——体重竟然比最胖的时候少了整整 7 公斤！月经恢复正常不说，连困扰我多年的 PMS^①都不见踪影。

　　睡眠的确有调理身体、调整心态的作用！亲身体会到这一点后，我就开始用日程本记录每天的体重，同时坚持有规律的作息，每天晚上 12 点睡，早上 7 点起。最后，我成功减掉了 15 公斤，到现在也没有反弹。

　　只要掌握了正确的睡眠方法，人生就能柳暗花明。我的经历绝不是特例。大量的科学研究显示，人人都能享受到睡眠的功效。

3

注：①经前期综合征，指月经来潮的前几天在生理及心理上出现的一些不适。

034   睡眠不足 = 食欲增加 25%

"我都定期去健身房报到了，可还是瘦不下来。""我已经吃得很小心了，怎么一点效果都没有啊。"如果你也有这样的烦恼，不妨检查一下自己的睡眠习惯吧。科学研究显示，好身材离不开高质量的睡眠，长期睡眠不足容易发胖。

为什么睡不好的人容易发胖呢？

其实，睡眠和肥胖都与人体分泌的激素密切相关。不好好睡觉，身体就会大量分泌促进食欲的饥饿激素（ghrelin），而抑制食欲的瘦素（leptin）的分泌量则会相应减少。

再给大家简单讲解一下"食欲"这个东西吧。

我们的身体里有一个叫"下丘脑"的部位。下丘脑有两个与摄食调节有关的中枢：摄食中枢和饱食中枢。摄食中枢一旦兴奋起来，人体就会分泌出促进食欲的饥饿激素，于是我们就会产生想吃更多的东西的念头。反之，饱食中枢比较兴奋的时候，人体就会分泌出抑制食欲的瘦素。

美国斯坦福大学的研究者做过这样一项实验：实验者被分成两组，一组睡 8 小时，另一组只睡 5 小时。结果显示，后者的饥饿激素分泌量较前者增加了 14.9% 之多，而瘦素的分泌量减少了 15.5%。

也就是说，睡眠不足会让人自然而然地产生想吃东西的念头。决心减肥当然是好事，可要是睡眠质量没有跟上，你的意志力就很容易在激素的作用下败下阵来，一不留神你就吃多了。

据说睡眠不足会导致食欲飙升25%。一旦睡不好，我们就会不知不觉地多吃东西，这也太可怕了吧！

食欲增加25%，相当于多摄入了多少热量呢？这个当然是有个体差异的，一般是每人每天多摄入350～500kcal的热量。单单是睡眠不足，就会让我们下意识地多吃两碗米饭（约500kcal）！这么一想，在逼自己节食之前，还是得先把睡眠质量搞好啊！

035 没睡饱的时候，
人会更渴望脂肪和糖分

熬夜的时候，我们的手总会不自觉地伸向膨化食品和甜食。

"我没睡饱的时候特别想吃拉面、烤肉这种又油腻、口味又重的东西！"——这可不是错觉哦！

我在本章开头也说了，想当年我昼夜颠倒的时候，就是膨化食品、甜食不离口的。我也知道这样不好，就是控制不住自己，每天都纠结得要命，却还是忍不住要吃。

其实啊，想吃富含糖分与脂肪的东西（比如垃圾食品）的念头也和糟糕的睡眠质量有关。

美国宾夕法尼亚大学的研究者通过实验证明了两者的关联性。实验者被分成两组：一组睡 8 小时，另一组彻夜不眠。结果显示，熬夜组更倾向于选择高热量、高脂肪的食物。

美国哥伦比亚大学也做过类似的实验，共有25名健康的男女参加。与睡眠时间正常的小组相比，熬夜组在看到垃圾食品时更兴奋，对看上去比较健康的食材却没有展现出多大的兴趣。

睡眠不足会激活人体对糖分和脂肪的渴望，再加上激素的推波助澜，人就会陷入忍不住想吃富含糖分与脂肪的食品的状态。在这种状态下，人会对压力更为敏感，进而通过暴饮暴食舒缓压力。

此外，人的活动量会在睡眠不足时显著下降，于是身体燃烧的热量就相应减少了。没有被燃尽的热量就会转化成脂肪，堆积在我们的体内。久而久之，我们的身上就会长满赘肉。

各种跟踪调查也指出，现在的睡眠不足会带领我们走向未来的肥胖。要是你认定"我现在挺瘦的，少睡点也无所谓"，以后可能要吃苦头哦！

好好睡觉，是减肥成功的前提条件。提升睡眠质量，能帮助我们在不经意间调节好食欲，轻轻松松改善饮食习惯。

我也走过不关注睡眠，却硬逼着自己节食的弯路。可是忍着不吃也是一种压力。我没撑几天就坚持不下去了，从三分钟热度到暴饮暴食再到迅速反弹，周而复始。

每反弹一次，体寒的症状就会恶化一些，代谢水平也会相应下降。不容易瘦的体质就此形成，皮肤问题更是与日俱增，连月经都停了……还有比这更糟糕的恶性循环吗？

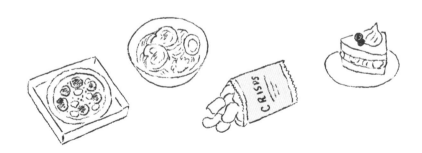

要想在不给身心增添负担的前提下戒掉零食，然后不知不觉瘦下来，每天的好睡眠必不可少。

　　只要掌握了正确的睡眠方法，睡眠时间就会变成事半功倍的减肥时间。

　　别再浪费钱尝试没用的减肥药了，也别再给自己平添烦恼了。留出足够的熟睡时间，多花点心思提升睡眠质量吧！

3

036

提高代谢水平，
打造"易瘦体质"

人体一旦长期睡眠不足，就可能会引起内分泌失调，新陈代谢也可能会出现问题，继而导致人体内环境紊乱。成年人的能量消耗主要包括基础代谢、体力活动与食物热效应 3 个方面，而基础代谢会随着年龄的增长而下降。

先为大家简单介绍一下这 3 个方面的能量消耗吧。

基础代谢指的是人体维持生命的所有器官所需要的最低能量需要，通常是在人体处于清醒而又极端安静的状态下，不受肌肉活动、环境温度、食物及精神紧张等影响时测定。体力活动的能量消耗指的是人在活动身体（包括走路、跑步等）的时候消耗的能量，占能耗总量的 20% ～ 30%。食物热效应指的是由于摄取食物而引起机体能量消耗额外增加的现象，所耗的能量占总量的 10% 左右。

在上面提到的 3 个方面中，最值得我们关注的莫过于**基础代谢**。它在能耗总量中所占的比例高达 60% ～ 70%。

也就是说，**基础代谢的高低能左右一个人的胖瘦**。道理很简单：基础代谢高了，能耗总量就增加了，于是人就不容易胖了。反之，基础代谢低了，能耗总量就减少了，人当然不容易瘦下来。

"明明在节食，却不如年轻时那么容易瘦了。"造成这种现象的原因之一，就是基础代谢会随年龄的增长而不断下降。

如果再加上睡眠不足的话，人就会越来越容易发胖。因为睡眠不足不仅会加剧基础代谢的下降，还会激活人体对糖分和脂肪的渴望，催生出更容易发胖的体质。

新陈代谢的问题不仅会导致肥胖，更会引起倦怠感、头痛等各种不定陈诉。

提高基础代谢水平的关键在于肌肉。为了增加肌肉量，我们需要掌握正确的睡眠方法，养成适量运动的习惯，多吃肌肉的"原材料"——蛋白质。

如果你想挣脱岁月的束缚，越活越美，那就一定要关注睡眠，养成能提高代谢水平的生活习惯。

3

037

适量运动，
给身体恰到好处的疲劳

"我也知道多运动有好处，只是没时间啊。"

"我也想运动啊，可是忙工作、做家务就够累的了，哪还有力气啊。"

我是不是说出了大家的心声呀？

想要保持健康紧致的好身材，适量的运动必不可缺。

近年来，科学家对睡眠与运动的关系进行了深入的研究，发现有运动习惯的人比完全不运动的人更容易进入熟睡状态。

数字社会不断改变着人们的生活。一天到晚对着电脑办公的人不在少数。脑力与体力的不平衡就此产生——脑子全速运转了一天，累得疲惫不堪，肉体却丝毫不觉得疲劳，到了晚上也迟迟无法入睡。

为了防止这种情况，也为了舒缓紧张了一整天的身心，运动就是最好的方法。适量的运动不仅有益于身心健康，还有助眠的功效哦。

想靠运动提升睡眠质量，那就得挑准做运动的时间。最理想的运动时间是前一晚就寝时间的 19 小时后。请大家参考这个标准，找到最适合自己的运动时间吧。

如果你是每天晚上 12 点就寝，那么，晚上 7 点左右就是你运动的黄金时间。

为什么呢？因为人的体温与清醒程度都会在这个时间段到达巅

峰，想睡着都难。所以我们也把这段时间称为"禁睡区"。通过运动进一步拉高体温，就能有效加大体温的降幅，为之后的睡眠做好充分的铺垫。

人的体温会在晚上9点过后逐渐下降。要是在晚上9点以后运动，好不容易进入"休息模式"的身体会被重新切换到"亢奋模式"。折腾到最后，你很有可能会累得半死，却怎么都睡不着。所以运动时间千万不能太晚哦。

3

038

怕麻烦的人也能坚持下来的简单运动

其实要维持一定的运动量，并不需要特殊的器械与环境。把简单的小运动逐渐融入日常生活，反而不容易给身心造成负担，也更容易坚持下来。

我要隆重推荐给大家的是"无氧运动＋有氧运动"的组合，每次做 20 分钟即可。

具体做法是，先花 5 分钟做深蹲、仰卧起坐等高强度增肌型无氧运动，然后做 15 分钟的有氧运动（比如快走）。

先讲无氧运动吧。我尝试过很多动作，觉得效果最好的还是慢速深蹲。每天只需要做 5 分钟就够了。

没有运动习惯的人刚开始可能会觉得有些吃力，可吃力正说明肌肉得到了锻炼呀！

慢速深蹲的具体步骤如下：

每天 5 分钟即可的
慢速深蹲

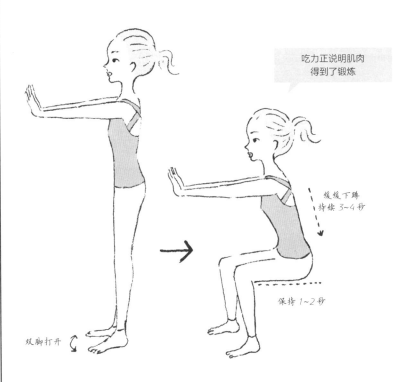

吃力正说明肌肉
得到了锻炼

缓缓下蹲
持续 3~4 秒

保持 1~2 秒

双脚打开

STEP 1
双脚打开，间距略宽于肩。
手臂伸直，保持后背绷紧，
头部微微后仰。

STEP 2
在匀速呼吸的同时缓缓下蹲，
再缓缓起身。重复 5 分钟。

慢速深蹲的过人之处在于它能让全身变美。紧致下半身、瘦腿就不用说了，这个动作还能让我们告别小肚腩和后背的赘肉，更有提臀瘦腰的功效。身体各个部位都能越做越动人哦！

为了防止肌肉酸痛，大家可以多选几种无氧运动轮流做，每天锻炼不同的部位。今天做慢速深蹲，明天做仰卧起坐，后天做俯卧撑……如此一来，自认为缺乏毅力的人也能轻轻松松坚持下来。

至于有氧运动，大家不妨试着每天多走一站地。

顾名思义，这项运动的主旨就是步行一站地的距离。它虽然简单，却能有效舒缓紧张了一天的肌肉。

容我再强调一遍：运动重在坚持。把简单的小运动逐渐融入日常生活，反而不容易给身心造成负担，也更容易持之以恒。

也请大家千万不要勉强自己，尽情享受坚持运动的过程吧。

每天 20 分钟的运动，就能让你切身感受到睡眠质量的改善。希望大家都能放手一试！

第4章

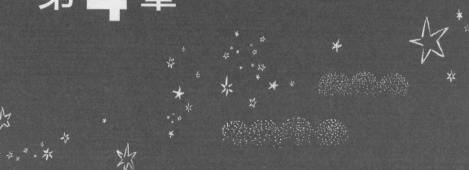

睡出白天的
好精神

Z Z Z z .

舒舒服服地入睡，
神清气爽地醒来，
提高各方面的效率

现代女性总是忙得不可开交，工作和私生活都得全力以赴。

能不能在宝贵的白天发挥出自己的全部实力，

正取决于夜晚的睡眠质量。

要给一天的工作生活开个好头，

"神清气爽地醒来"就是先决条件。

与被窝难舍难分的"起床困难户"也得狠下功夫，

让自己精力充沛地开启每一天！

＼ P O I N T ／

☐ 用好睡眠为第二天打下坚实的基础

☐ 睡眠质量决定了第一印象

☐ 沐浴清晨的阳光，预约下一次睡眠

☐ 实在困得慌，就冲个热水澡吧

☐ 增加血清素的分泌量，激活斗志

4

039

夜晚的睡眠质量，
直接决定了白天的成果

又要拼事业，又要操持家务带孩子……现代女性总是分秒必争，每天都在全力奔跑。

正因为忙，才更应该在有限的白天发挥出自己的全部实力。

要想精力充沛地从早上忙到傍晚，夜间的充分休息必不可少。想要跳得更高，就得先蹲下来蓄力不是吗？

道理是一样的。要想休息好，就得养成好习惯，戒掉坏习惯。

请大家对照下面这张清单，看看自己符合几条。

☑ 忙着跟闺蜜聚餐、加班、上网……回过神来才发现已经很晚了

☑ 临睡前还在玩手机、用电脑、看电视

☑ 每晚都要去便利店报到

☑ 时不时在床以外的地方（比如沙发）睡着

☑ 总是开着电视机或小灯睡觉

☑ 没有吃早饭的习惯

如果你中了好几条，或是有"从早到晚都累得够呛""白天提不起劲来"的感觉，那就意味着你很有可能晚上没休息好。

无法以最佳状态开启一天的工作与生活，会带来诸多的弊端。肉

体层面的疲劳就不用说了，心理状态也会受影响。明明想全身心投入工作，身体却乏得不听使唤，脑子也转不动，试问有谁能在这种条件下拿出干劲呢？

这个道理不仅仅适用于工作。有远大的梦想，能朝着梦想迈进的人，必然都是有活力的人。而夜晚的高质量睡眠就是让我们在白天精神抖擞、活力十足的必备条件。

希望大家都能参考本章介绍的小窍门，切实提高夜间的睡眠质量，睡出白天的好精神，用最灿烂的笑容和最理想的状态迎接每天的挑战！

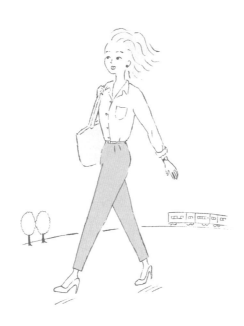

4

040

靠"第一印象"胜出

无论是在工作场合还是在私生活中，给人留下良好的第一印象都是一大优势。因为好的印象能让对方产生这样的念头——"他好棒呀，要是能跟他一起工作就好了！""有机会一定要再见他一面，好好聊一聊！"

那么决定第一印象好坏的因素是什么呢？

美国心理学家阿尔伯特·梅拉宾（Albert Mehrabian）认为，第一印象取决于外表。

通过对人际沟通的研究，他发现一个人对他人的印象主要受视觉信息、听觉信息和语言信息三种因素的影响，而它们的占比分别是55%、38%和7%。这就是著名的"梅拉宾法则"。

换句话说，你给别人留下的第一印象有一大半取决于"外表"，"语气、声音"的影响力次之，而"谈话内容"的作用微乎其微。

那就让我们具体分析一下最重要的"外表"吧。外表的组成元素可不仅限于衣着、妆容与发型哦。皮肤状态不好，粉底都不服帖了，有黑眼圈，眼里布满血丝，眉间有皱纹，表情显得很疲倦，脸色不好等，这些都属于外表的范畴。

如果你有上面列出的这几种情况，并且对自己给他人的第一印象没什么信心，那就必须靠睡眠扭转局面了。

因为影响第一印象的所有负面因素（包括皮肤状态不良、黑眼圈、眼中有血丝、皱纹、表情匮乏、面色不佳等）都来源于睡眠不足。

反过来说，只要提高睡眠质量，这些问题都能迎刃而解。

我们还能找到其他证明"睡眠不足会影响第一印象"的研究结果。

英国的医学杂志在 2010 年刊登了一篇实验论文。共有 23 名身心健康的志愿者参加这项实验。志愿者年龄分布在 18 ～ 31 岁之间。

实验方法很简单——先给每位志愿者拍两张照片，拍摄时间都是下午 2 ～ 3 点，但一组人前一晚的睡眠时间大于 8 小时，另一组人只睡了 5 小时。

然后再请 65 人为每个志愿者的两张照片分别打分。照片出现的先后顺序是随机的，每张展示 6 秒。评分项目包括健康度、疲劳度、魅力度等。统计结果显示，在睡眠不足的状态下拍摄的照片在健康度与魅力度方面的得分较低，疲劳度的得分则相应较高。

这项实验告诉我们，仅仅是 1 ～ 2 天的睡眠不足，就会给人留下"不太健康""缺乏魅力"与"疲惫"的印象。

无论是在工作场合，还是在相亲、面试的时候，如此糟糕的印象都是绝对的减分项。

负面印象一旦形成，就很难被颠覆了。各位读者应该也能对这句话产生共鸣吧？

要是有人给你留下了很糟糕的第一印象，你恐怕就很难把他看成能打从心底信赖的好人了。除非有特别戏剧性的事件发生，否则这种印象是很难被改写的，对不对？

大家公认的富有魅力的人，也就是那些能给对方留下好印象的人，都不会把疲劳留到第二天。他们不会因为忙而压缩睡眠时间，反而会从睡眠时间出发，倒推出一天的时间表，实现高水平的时间管理。

据说第一印象会在见面后的 3 ～ 5 秒内形成。

希望大家都能养成良好的睡眠习惯，只有这样才能在刹那间给对方一个好印象，把握良机。

4

041 攻克"起床困难症"的好习惯

"就算被闹钟吵醒了，人还是困得不行，只想再多睡一会儿。""刚起来的时候状态特别糟，整个上午人都是昏昏沉沉的。""起床困难户"的苦恼何其多。

下面要介绍的两个小窍门能帮助大家神清气爽地起床，并以最快的速度全力投入工作与生活。

具体的操作方法非常简单，完全可以从今天做起，大家一定要试试看哦！

▷ 临睡前把窗帘拉开 10 厘米

睡前花上一秒钟，就能为第二天的早晨做好完美的铺垫。请大家在就寝前把窗帘拉开 10 厘米，或是干脆只拉蕾丝窗帘。

关键在于，确保卧室的亮度随着太阳的升起逐渐提高。只要充分利用朝阳的力量，我们就能自然而然地醒来，这可比被闹钟吵醒畅快多了。

为什么呢？因为与睡眠和清醒密切相关的生物钟会受到光的影响。

人会在沐浴晨光后的第 15 个小时左右产生困意。如果你是早上在 7 点晒到太阳的，那就会自然而然在晚上 10 点多犯困。

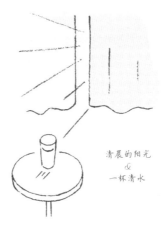

清晨的阳光
&
一杯清水

　　充分沐浴朝阳，就是在告诉我们的身体：天亮了！于是人体就会减少引发睡意的褪黑素的分泌量，同时按下在 15 小时后再次犯困的"预约键"。而白天的元气之源——血清素的分泌量则会相应上升，将我们的身体切换到活动模式。

　　提前做好准备，让卧室在清晨越来越亮。起床后，再透过窗户仰望天空。只要能做到这两点，就能为新的一天开个好头了。

　　如果你家卧室用的是透光窗帘或蕾丝窗帘，那当然是最理想的了。就算挂了遮光窗帘也没关系，只要在睡前把窗帘拉开 10 厘米就行了。不过角度一定要算好，别让阳光直接照到脸上哦。

　　"我家采光不太好。""我起床的时候外面还很暗哎。""窗外的灯光太亮了，要是提前把窗帘拉开就睡不着了。"如果你家有这样的情况，那就买几个能定时拉开窗帘的小机器吧。亮度与太阳光匹敌的"光闹钟"也是个不错的选择。

▷ 起床后先喝一杯水

教大家一个能在起床后快速激活每一个细胞的秘诀吧。

很简单，醒来之后立刻喝一杯水。其实近年来，这个方法已经普及开来，深入人心了。

为什么起床后要先喝水呢？这是为了缓解身体的"干渴"。人不会在睡觉的时候喝水进食，而水分却会通过出汗、呼吸等方式排出体外。

据说常温下，人在睡眠期间出的汗能装满一个杯子。夏季高温时的出汗量就更大了。所以刚醒来的时候，我们的身体就跟干涸的沙漠一样，处于水分大量流失的状态。起床后的一杯水，无异于久旱后的甘霖，能补充睡眠期间流失的水分。就算你不觉得渴，也请一定养成每天起床后喝水的好习惯。

一杯水下肚，还能对肠胃形成刺激，促进机体排毒和新陈代谢，有助于保持体内环境的清洁哦。

"喝蔬果汁可以吗？营养那么丰富，应该比白水更好吧？""我习惯喝咖啡，用咖啡代替行不行啊？"——每次在演讲会和学习班上强调"起床后先喝一杯水"的重要性时，都会有听众这么问我。我要借这个机会明确告诉大家：这两个问题的答案都是"NO"！必须先给身体补充纯净的水分，然后再喝蔬果汁或其他饮品。

在大家的心目中，咖啡、红茶、绿茶等饮品往往是和提神醒脑联系在一起的。问题是，这些饮品中富含具有利尿作用的咖啡因。上厕所的次数多了，人体必需的矿物质就会随着水分一起排出体外，所以请大家千万不要用其他饮品代替白开水。

那怎么喝水才不会给身体造成多余的负担呢？给大家一个关键词——常温。天热的时候，很多人会倾向于喝冰水，殊不知冰水会迅速降低内脏的温度，影响机体的运转效率。

顺便说一下，我自己喝的是用热水和常温的水调出来的温开水。先喝水再吃早餐，就是帮助我保持美丽与健康的秘诀。

4

042　起床后淋浴比咖啡更能
提神醒脑

没睡够、没睡好的时候，人难免会一大早就觉得浑身没劲。在身心萎靡不振的状态下，再怎么给自己加油鼓劲都是徒劳。

遇到这种情况时，就别靠意志力硬撑了。创造一个帮助身体自然而然进入状态的环境，才是更轻松也更高效的做法。

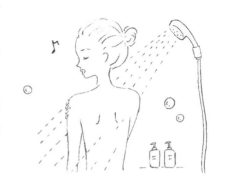

那我们应该如何打造这样的环境呢？冲个热水澡吧。

日本东京燃气城市生活研究所公布的数据也证明了起床后淋浴的功效。

该研究所将实验者分成了三组：第一组起床后喝咖啡，第二组起床后淋浴，第三组是什么都不做的对照组，对比的重点是早上的疲劳感。结果显示，第一组的疲劳感比对照组缓和了近 1/2。更令人惊讶的是第二组——与对照组相比，第二组的疲劳感竟减少了 2/3 左右。

"明明睡了觉，可昨天的疲劳还在，一点都不想起来。"遇到这样的情况，就咬咬牙先爬起来，然后去浴室冲个澡吧。淋浴的提神效果比喝咖啡还好呢！

要将淋浴的效果发挥到极致，水温一定要够烫。把水温调到40～42℃，全身冲上3～5分钟。如此一来，每一寸皮肤都能受到刺激，交感神经会替代副交感神经占据统治地位，让我们顺利切换到"活动模式"。

淋浴也讲究一个先后顺序，最好先把喷头对准身体的末梢（比如四肢），然后再冲腹部、胸口等身体的中心部位。

先末梢，后中心——这样冲澡能促进血液与淋巴液的循环，帮我们抖擞精神，振奋身心。

早上没时间的大忙人也可以实践这个方法。早起5分钟还是做得到的吧？

希望大家都能用好这个"5分钟的小魔法"，为一天的工作生活开个好头。

043 | 早餐也是决定睡眠质量的关键

　　"早上没食欲。""没有时间吃早饭。"这是很多人不吃早餐的借口。问题是，人体在睡眠期间消耗的能量多得超乎想象。毕竟大脑与内脏的运转不会因睡眠而停止，所以刚睡醒的时候，人体正处于"燃油即将耗尽"的状态。"柴火"都快烧光了，哪儿来的力气忙工作、做家务、带孩子啊？

　　而且吃早餐也与当晚的睡眠质量直接挂钩。为了精力充沛地开展各项活动，也为了实现高质量的睡眠，请大家务必养成每天食用早餐的习惯。

　　"吃早餐"这件事特别讲究"时间"和"内容"。

▷ 什么时候吃

　　早餐的最佳用餐时间是起床后 1 小时内。只有这样才能按下身体的"觉醒开关"，调整好生物钟，把整个人切换到"活动模式"。

　　"我早上不觉得饿，所以总也不吃早饭"——如果你属于这种情况，那我建议你在前一天晚上准备好自己想吃的东西，把"吃早餐"变成一种期待。一旦养成习惯，身体就能踩着正确的节奏开展各项工作了，每天都能过得张弛有度，于是身心的状态也会自然而然地好起来。

每个人体内都有一座生物钟。每个细胞里都有"生物钟基因"，促使细胞按照一定的节奏运转，所以我们才会在"老时间"醒来，在"老时间"觉得肚子饿。

可惜生物钟是个非常敏感的东西，生活习惯稍有变化，它就可能会跟着紊乱。长期生物钟紊乱不仅有碍健康，更是机体加速老化的一大原因。一日三餐按时吃，把进餐时间的误差尽可能控制在 1 小时内，也有助于保持生物钟正常运转。

▷ 吃什么

那么，拿什么东西当早餐才能精力充沛一整天，实现高质量的睡眠呢？

三个字，"蛋白质"。优质蛋白质中的色氨酸（tryptophan）就是制造血清素的原料。

富含优质蛋白质，能为人体提供大量色氨酸的食材有乳制品、蛋类、豆制品、红肉、香蕉、坚果等。各种食材都吃一点，当然是最理想的了，可大家一定会想：早上的时间那么紧张，哪有工夫下厨啊？

我要向大家隆重推荐"手捏果汁"。一个食品袋就能搞定，用不着榨汁机之类的工具，连火都不用开。把食材切成小块，装进袋子里，用手揉捏 1 分钟左右，营养美味的新鲜果汁就大功告成了。

除了色氨酸，维生素 B_6 和碳水化合物也能帮助大脑合成血清素。所以我建议大家把富含这三种物质的香蕉作为手捏果汁的主料。至于什么样的组合最合你的口味，每种食材分别用多少，就得靠你自己摸索啦。希望大家能多多尝试，打造出属于你的原创饮品！

▷ 适合制作手捏果汁的食材

豆浆 / 酸奶 / 乳酸菌饮料

香蕉 / 草莓 / 猕猴桃 / 牛油果 / 柠檬汁……

把自己爱吃的食材组合起来（比如"1 根香蕉 +3 颗草莓""1 根香蕉 +1 个猕猴桃 + 半个牛油果 + 少许柠檬汁"），装进食品袋，再倒入适量的豆浆、乳酸菌饮料等饮品，揉好后倒进杯子里就能喝啦。

上面列出的食材也含有许多能帮助女性变得更美的营养元素。每天早上来一杯，美味又美容！

→相关章节　　P96

4

044 激发干劲的
"一心二用韵律操"

"眼看着周末就快结束了，一想到新的一周就要开始了，我就郁闷得不行。"

"有好多好多事情等着我去做，可就是拿不出干劲来。"

就算过了"起床"这一关，郁闷与消沉也会找上门来。

血清素在之前的章节中已经出现过很多次了。它是有助于稳定情绪的神经递质。只有在身体分泌出足量血清素的状态下，我们才能精力充沛地投入工作与生活。

要是血清素的分泌量不够多，人就会没精打采，提不起干劲，为焦虑、烦躁等负面情绪所苦。而且到了晚上，血清素就会转化成促进睡眠的褪黑素，所以趁白天让身体尽量多分泌一些血清素，也是提升睡眠质量的秘诀。

换句话说，要想白天干劲十足，晚上睡得香甜，关键就在于增加血清素的分泌量。进行有规律的运动（比如之前介绍给大家的"血清素健步法"）就是促进血清素分泌的好办法。

再给大家介绍一个让身体在白天多多分泌血清素的诀窍——"一心二用韵律操"。

怎么个"一心二用"法呢？说白了就是在做某件事的同时搭配另

一种有节奏的运动，多简单呀！而且这里的"运动"指的并不是累人的剧烈运动，日常生活中的小动作就足够了。

举个例子吧。能在用餐时做的"一心二用韵律操"就是细嚼慢咽。嚼啊嚼，嚼啊嚼……这样细细咀嚼一番，节奏就出来了。每天早晚也各有一次做韵律操的好机会，那就是刷牙的时候（如果你有午饭后刷牙的习惯，那就是一天三次了）。刷啊刷，刷啊刷……刷出有规律的节奏就对了。

打扫卫生、切菜、利用等车的时间调整呼吸——这些不经意的日常小动作，都可以富有节奏。

通过这些不费神不费力的小动作就能提高干劲，改善睡眠。掌握这个小诀窍，就等于捡了个大便宜呀！

4

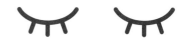

用睡眠提升工作表现

"废寝忘食地工作"已不再是值得推崇的美德。
吃好睡好，切实管控自己的身体状态，
才是商务人士必不可少的能力。
"没睡饱的时候，工作状态好像特别差"，
很多人对这一点都有切身的体会。
这是真实的、有原因的，绝非错觉。
若想抓住机遇，完美发挥出自身的实力，
就一定要把睡眠质量重视起来！

＼ P O I N T ／

- ☐ 工作能力强的人都很重视睡眠

- ☐ 用睡眠提升 5 种能力

- ☐ "出勤主义"才是天大的浪费

- ☐ 用"椅上瑜伽"击退办公室的"睡魔"

- ☐ 用"光线 + 餐食"应对不规则的工作时间

4

045

对职场人士而言，睡眠也是一种商务技能

　　总能做出正确的判断，拿出傲人的成果，干活干脆利落，沟通水平也高——"工作能力强"就是用来形容这种人的。这类人都很重视睡眠，无一例外。因为他们深知，**牺牲睡眠时间硬撑无益于提高工作效率**。

　　不好好睡觉，就无法集中注意力。时间没少花，却迟迟看不到进展，或是拿不出让人满意的成果。与其这样，还不如痛下决心，收工回家睡一觉，第二天再接再厉。工作能力强的人都知道，这才是提升工作表现的捷径。

　　科学家早已用数据证明了"压缩睡眠时间 = 降低工作效率"。

　　有研究报告称，人应对问题的能力会在起床 17 小时后大幅下降，与酒后（血液中的酒精浓度达到 0.05%）的状态相当。

　　对职场人士来说，"连续 17 个小时以上不睡觉"本不是什么稀罕事。

　　问题是，如果一个早上 6 点起床的人到了晚上 11 点还在工作，**那就跟酒后工作没什么区别了**。在"微醺"的状态下干活，认知力、判断力等各项能力自然会大打折扣，**再简单的操作都有可能失误**。要是加完班还要自己开车回家，那就更危险了。

　　还有数据显示，睡眠时间长期不足 5 小时，大脑机能就会显著下降，

人的状态就会和刚喝完两三杯果味烧酒一样糟糕。

　　废寝忘食的结果，竟然是跟酒后工作一样的低效率。那压缩睡眠时间还有什么意义呢？

　　光是效率低下，拿不出理想的成果也就罢了。一旦出现失误，就得另外花时间补救。睡眠不足带来的烦躁情绪还会影响职场的人际关系，这么看来，睡得少真是吃力不讨好啊。

　　综上所述，睡眠不足是百害无一利的，我们必须从今晚做起，切实改善睡眠质量！

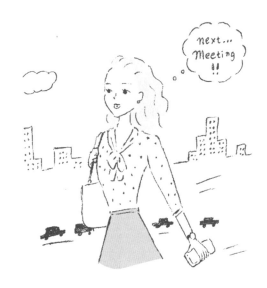

046

熟睡能提升 5 种能力

明明过着同样的生活，可有些女性就是特别厉害，比你更从容不迫，更心平气和。该做的事一样不落，工作能力也没得说。不知道大家周围有没有这样的能人呢？

既能自然而然地顺应周围的环境，又能坚定不移地走自己的路，当今社会的杰出女性都懂得通过犒劳自己保持身心的平衡。因为她们深知，只有让身心得到充分的休息，才能有效提高工作表现，打造稳定的心态。

我已经在上一节中跟大家强调过了，在睡眠不足的状态下工作无异于酒后驾车。更有数据显示，与睡眠质量正常的人相比，睡眠差的人连收入都要差上一截。

接连袭来的工作、来自周围的压力、日益激烈的竞争……在如此严苛的环境下埋头工作的职场女性无异于"职场运动员"，每天都得拼命。

正因为职场女性必须吃苦耐劳，不屈不挠，用正确的睡眠方法为身心补充能量，及时修复损伤才显得更加必要。

一次熬夜不会摧毁人的身心，但是熬夜对大脑的损伤却会立刻显现出来，熬夜次日的工作效率必然会大幅下降。

众多研究结果显示，睡眠能在极大程度上影响有助于提升工作表现的 5 种关键能力。

这些与睡眠质量成正比的能力都是职场人士必须具备的，下面我会为大家逐一讲解。

▷ 认知力

据说连续一星期每天只睡 4 小时，人的认知能力就会下降到跟熬完一个通宵后一样低的水平。持续两星期，那就相当于连着熬了两个通宵。连续两星期每天只睡 6 小时当然要略好一些，但大脑功能仍会下降到和熬完一个通宵后差不多的水平，认知力的下降也成了必然的结果。

▷ 沟通力

睡眠不足时，人往往会心烦意乱。一不小心就会找人撒气，一句无心之言也能引爆心中的怒火。各位读者应该也有这方面的经历吧。糟糕的睡眠不仅会导致情绪的起伏不定，更有可能把我们变成缺乏协作精神、不懂得为他人考虑的"自私鬼"。

在心情烦躁时和别人打交道，口气难免会比较冲，稍不留神就会给人际关系造成不可挽回的伤害。

沟通不仅是商务场景的关键元素，更是互信关系的基础。希望大家都能用优质的睡眠保持心态与情绪的稳定。

▷ 判断力

人生是由接连不断的选择组成的。无论是在工作场合，还是在私生活中，事态的发展方向都与当事人有没有精准的判断力息息相关。

4

然而，一旦陷入睡眠不足的状态，人就无法冷静地判断了。据说在深夜（大脑非常疲劳的状态下）看电视购物节目、逛网店时，人们更容易购买没用的东西。需要我们判断的可能是鸡毛蒜皮的小事，也可能是影响深远的大事。为了时刻做出最佳的选择，我们也必须睡够、睡好。

▷ 注意力

常常把要做的事忘得一干二净，稀里糊涂犯错的次数变多了，这类情况很有可能是注意力涣散所致。晚上没睡好，大脑就无法摆脱前一天的疲劳，无法以最佳状态运转。稍不留神，就有可能犯下难以弥补的错误。小失误也会招来大事故，所以我们应该防患于未然，有意识地提高睡眠质量，让大脑得到充分的休息，找回好状态。

商务人士难免需要在关键时刻集中注意力，拿出上佳的表现。而提升平时的睡眠质量有助于理清思路，把心思用在刀刃上。

▷ 创造力

新事物与金点子的诞生离不开创造力。科学期刊《自然》曾刊登过若干篇论文，指出创造力与睡眠质量呈正比。

就算是为了拓展自身的可能性，我们也得想办法把睡眠质量搞上去！

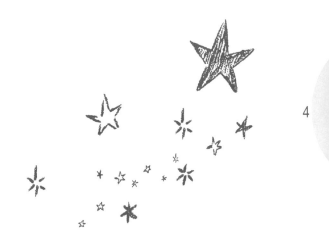

4

047　摈弃得不偿失的"出勤主义"

人非圣贤，孰能无过，可接连犯错就很要命了。无端牵连旁人不说，你的口碑也有可能一落千丈。

据说，失眠带来的年人均劳动时间损失多达 11.3 天。换句话说，睡眠不好的人每年足足浪费了 11.3 个工作日。

这项数据建立在"缺勤（absenteeism）"与"出勤主义（presenteeism）"这两个概念上。

缺勤指的是因各类健康问题导致的"停工"。正所谓"身体是革命的本钱"，没有健康的身体，就不可能拿出理想的工作成果。可身体状况长期不佳，就必然会导致迟到、早退与缺勤。次数多了，同事们的士气也会受影响。

然而，员工们往往不能因为身体不舒服就不去上班。

"出勤主义"是"缺勤"的反义词，指的是员工在身体或心理健康状况不佳，无法全力投入工作的情况下，仍坚持工作。而睡眠不足就是造成这种情况的元凶之一。好不容易爬到办公室，却困得动不了脑筋。效率低，老犯错……派不上一点用场，末了还要被人埋怨："你这样还不如请假回去休息呢！"

近年来，"出勤主义"受到了比缺勤问题更多的关注。

因为对用人单位来说，无法专心工作却照常上班的员工只能带来多余的人工成本，却无法消耗带薪假期。有报告称，在美国，"出勤主义"对企业造成的损失远远超过缺勤造成的损失与医药费。

为了消灭多余的人工成本，不浪费一分一秒，我们必须保证每天的睡眠时间，再时不时休个假，让身心焕然一新。累了就好好休息，休息完了再集中注意力工作，这样对自己、对同事、对公司都有好处！

4

048 用"椅上瑜伽"击退办公室的 "睡魔"

　　要做的事都堆成小山了，却困得脑海中一片空白，怎么都提不起劲来。什么都懒得做，无论如何都无法集中注意力。大家有没有遇到过这样的情况呢？

　　照理说，最好的方法莫过于好好睡一觉，彻底放松身心。只可惜我们不是随时随地都能睡的。

　　怎样才能激活因困倦变得呆滞的头脑，为僵硬的身体重新注入活力呢？给大家推荐两种可以在椅子上完成的"椅上瑜伽"吧。

　　"椅上瑜伽"不受地点与时间的限制，在办公室也能做。它们不仅能调动平时不太会用到的肌肉和机体功能，还能通过新鲜的刺激帮我们振作起来。

　　大家一起来，用拉伸动作舒缓紧张的后背与腰部，一边调整心情，一边"重启"大脑吧！

椅上瑜伽

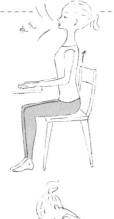

椅上瑜伽 动作篇

STEP 1
挺直后背，坐得靠后一些，轻轻闭上眼睛，慢慢深呼吸几次。

STEP 2
一边慢慢吸气，一边把腹部向前推出，背部向后仰。

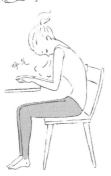

STEP 3
一边慢慢呼气，一边弓起后背。STEP 2 与 STEP 3 交替完成，各做 3 次。

椅上瑜伽 呼吸篇

STEP 1
坐在椅子的前半部分，双手绕到背后，分别握住椅面后侧的两个角。

STEP 2
轻轻弯曲肘关节，一边慢慢吸气，一边用力挺胸。

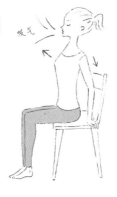

049 午睡的四大益处

想必很多读者都有下午开会、干活时困得眼皮直打架的经历吧?

造成这种现象的原因是多方面的:吃过午饭后,有提神功效的食欲肽的分泌量就会下降。而且在生物钟的作用下,人体的深部体温会在下午 2 ~ 3 点出现暂时性的下降,于是人就犯困了。

养成午睡的习惯,能有效解决下午犯困的问题。

"要是别人看到我在午睡,会不会觉得我在偷懒啊。""哪有工夫睡午觉啊。"……听到"午睡"这两个字,很多人都会有这样的第一反应。但是与其强忍困意坚持工作,还不如用午睡给自己充充电。那么午睡的益处具体有哪些呢?

▷ 抵消平时的睡眠不足

午睡是快速抵消平时睡眠不足的唯一方法。"睡眠债"都是积累出来的,但一次睡很长时间,会打乱体内的生物钟,还是用午觉"还债"最靠谱。

▷ 缓解大脑疲劳

午睡给稍微有些疲劳的大脑提供了休整的机会。据说随着困意的消失,人的自我评价能更加准确,心理负担也能减轻不少呢。

▷ 提升 QOL

在美国，睡午觉（power nap）是一种普及度极高的商务技能，被认为是给大脑和身体充电的有效方法，而且它还有助于提高工作效率和 QOL（生活品质）。所以谷歌、耐克、英国航空公司等著名企业都纷纷引进了午休制度。

▷ 降低心脏病、阿尔茨海默病的患病风险

有人在希腊做了一项针对成年人的调查，发现每周有 3 次以上短暂午睡的人死于心脏病的风险要比不午睡的人低 37%。有数据显示，午睡有降低血压的功效。还有报告称，半小时以下的午睡能将阿尔茨海默病的发病风险降低到原先的1/5以下。因此，从预防疾病的角度看，睡午觉也是一种非常重要的习惯。

4

050 掌握正确的午睡方法，
包你精神一下午

对办公室一族而言，坐在椅子上，靠着椅背闭目养神片刻就是最简单的午睡方法了。如果你的工位在墙壁旁边，那就把头靠在墙上，这样能睡得更轻松哦。

"不想让别人看到我睡着的样子，好难为情啊……"要是你实在脸皮薄，那就戴上口罩或眼罩吧。

千万别因为睡午觉内疚自责。午睡可是有助于提升下午的工作表现的战略性商务技能啊！

不过，午觉也讲究一个"睡法"，否则就不能充分享受到它的益处了。

▷ 在"下午 3 点前"睡

午饭后到下午 3 点是睡午觉的黄金时间。要是过了下午 3 点再睡，就会影响当晚的睡眠质量。

▷ 时长不能超过 20 分钟

就算你连着好几天没睡饱，也要把午睡时间控制在 15 ～ 20 分钟。午觉睡得太久无益于健康。睡太久的话人体会进入深睡眠状态，被闹醒的时候会非常难受。而且在睡眠惯性的影响下，你的大脑无法在醒来之后立刻运转起来，要花很长时间才能重新进入工作状态。

所以请大家在午睡前打开闹钟，设定成"20 分钟后响铃"。

▷ 午睡前喝浓茶或咖啡

茶、咖啡、巧克力等饮料和食品中富含咖啡因。据说咖啡因会在进入人体的30分钟后发挥提神醒脑的作用，而且这种作用能持续4～5小时。因此在午饭后喝上一杯浓茶或咖啡，其中的咖啡因就会刚刚好在你睡完午觉起来的时候起效，包你困意全无，下午的工作效率也有了保障。

与其靠口香糖、小零食去和下午的困意做斗争，还不如痛痛快快睡个午觉，就当是为下午的工作做的"前期投资"，这样才能实现健康和效率的双丰收！

051 需要加班的日子得 "一顿分成两顿吃"

晚饭吃得太晚也是困扰着职场女性的一大难题。大家平时都是几点吃晚饭的呢？大多数人的答案恐怕是"再早也不会早于晚上8点"，晚上10点多才能吃上饭的人也不少呢。

"碰上要加班的日子，那就肯定是临睡前才能吃上晚饭。"我也知道大家都是身不由己，可是这么晚才吃的东西哪能叫晚餐呢？分明是夜宵啊。

话说回来，临睡前吃晚饭到底有什么不好呢？

正常入睡时，人体的深部体温会平缓地下降，副交感神经占据主导地位，让全身慢慢进入放松模式。

可是一旦进食，肠胃等消化器官就开始忙活了，把好不容易开始下降的深部体温给升了回去。在这样的状态下，我们就无法实现高质量的睡眠。

立志减肥的人就更要注意了，因为吃夜宵有可能激活肥胖基因。有一种叫"BMAL1"的蛋白质能将人体摄入的糖分转化为脂肪。人体内的BMAL1蛋白质的含量会在下午6点后逐渐上升，在晚上10点～凌晨2点达到峰值。

换句话说，分量相同、热量也相同的东西，在这个时间段食用最容易变成脂肪。

但是完全不吃晚饭也会影响睡眠质量，过度的饥饿会导致交感神经兴奋，造成失眠。

当你预计今天的晚饭时间会很迟的时候，就把一顿晚饭分成两顿吃吧。

具体的操作方法是，在下午6点左右吃些"管饱"的东西（比如饭团）当第一顿晚饭，满足身心的需求。回家后，再吃些不会给肠胃造成太大负担的健康食品，比如汤、沙拉、小配菜等。

如此一来，你既不会在临睡前吃太多，又不至于饿着肚子就寝，能以稳定的身心状态顺利进入深度睡眠。

下面给大家介绍两款既不会累着肠胃，又能美肤美体的小菜，特别适合在第二顿晚饭的时候吃。它们能同时满足身心的需求，还富含助眠成分，大家一定要尝试一下哦！

4

柠香西芹

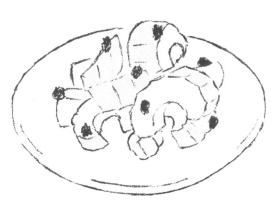

西芹切厚一点，这样更有嚼劲哦！

【材料】

西芹……1 根
柠檬汁……略少于 1 大勺
盐……1 撮
欧芹……适量

【做法】

①西芹洗净后去筋，斜切成 1 厘米宽的小段；
②将西芹装入透明塑料袋，加入柠檬汁、盐与切成末的欧芹，隔着袋子揉匀；
③放进冰箱静置 30 分钟。

POINT　·欧芹香味宜人，富含维生素 C，可以撒在各种小菜上作点缀

核桃奶酪拌纳豆

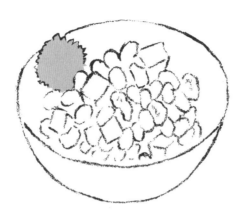

「核桃 + 奶酪」彻底满足你的胃

【材料】

纳豆……1 盒
核桃……2 粒
加工奶酪……1 块
亚麻籽油……1 小勺
酱油……1 小勺

【做法】

①核桃切碎，奶酪切成 1 厘米见方的小丁；
②将亚麻籽油和酱油倒入纳豆，搅拌均匀后加入核桃与奶酪，继续搅拌。

POINT

· 加些小虾米会更美味
· 家里没有亚麻籽油的话可以省略

用"光线＋餐食"掌控夜班／加班的节奏

"一会儿夜班，一会儿白班，总也睡不规律。"

"太忙了，经常要工作到凌晨。虽然早上可以稍微晚点去上班，可我总觉得自己没睡饱。"

为昼夜颠倒苦恼的人是越来越多了。我们的生活的确变得方便了，但是方便背后是无数人的无私付出，我们必须心怀感激。

需要倒班的人和常常加班到深夜的人往往会有本节开头提到的烦恼。"早上下班回家，想好好睡一觉，却怎么都睡不着""睡不久""中途要醒好几次"……这些问题也不容小觑。

睡眠不规律的人可以通过调节生物钟来提升睡眠质量。关键在于"光线"与"餐食"这两点。

▷ 用光线调节生物钟

上完夜班后，请大家在回家路上尽可能避光，最好别去会受到阳光直射的地点。有助于遮挡阳光的帽子、墨镜、阳伞也要充分利用起来。

为什么要避光呢？因为人体一旦沐浴到朝阳，就会被切换到"活动模式"。这样，就算你回家后躺上了床也很难睡着。为了不让身体感觉到早晨的到来，请大家务必在回家路上做好避光工作。

到家就寝时，也要把遮光窗帘、眼罩、耳塞用起来，有意识地创造与夜晚一致的黑暗环境，这样会更容易入睡哦。

▷ 用餐食调节生物钟

上夜班的确很辛苦，所以很多人下班后就没有力气吃饭了。然而为了不打乱人体的节律，还请大家在就寝前吃一些能代替早餐的东西。最好别吃甜面包，以免给消化系统造成负担。白煮蛋、酸奶、香蕉、汤[①]都是不错的选择。

大家可以在上班前做好餐食备着，这样到家后就能立刻开吃了。

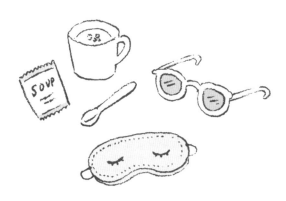

注：①以富含蛋白质的鸡蛋汤、鸡胸肉汤为佳。

053　约法三章，晚上 10 点后不碰工作邮件

　　智能手机和电脑的确是非常方便的工具，为我们创造了随时随地工作的条件。但它们绝非百利无一害的"神器"。智能手机和电脑可能会妨碍我们彻底放松身心，进入深睡眠状态。

　　用手机和电脑的"时间段"其实很有讲究。近年来，在非工作时间发邮件、发信息的情况日益增加，临睡前还忙着回工作邮件的人不在少数。

　　据说，临睡前看工作邮件的效果就跟喝下两杯意式特浓咖啡一样，大脑会不可避免地兴奋起来。小小一封邮件，就能让你的睡前准备全部打水漂。

　　工作方式这个东西往往不是员工说了算，没法说改就改。正因为如此，我们才要在力所能及的范围内控制好自己的工作节奏，并有意识地实现高质量的睡眠。请大家牢记，"杰出的工作成果离不开好睡眠"。

　　我就给自己定了个规矩——晚上 10 点过后不碰工作邮件。一到点我就把手机调到"免打扰模式"，于是在第二天早上之前，通知铃声就不会再响了。

　　为什么要做得那么彻底呢？原因之一是晚上发邮件容易破坏人际

关系。大脑工作了一整天，到了晚上会非常疲劳，难以做出冷静的判断。一个不小心，你就会被工作邮件搞得情绪化，回邮件时的语气也会变得偏激。第二天早上回顾的时候再后悔可就来不及了。

原因之二是电子设备的屏幕释放的蓝光会妨碍睡眠（详见第2章）。

因此在晚上10点后回邮件不仅对你没好处，还会影响收件人的睡眠，损人不利己。

人的沟通方式有很多种，但邮件是极少数能留下记录的东西，发的时候一定要格外小心。为了提升睡眠质量，也为了人际关系的良好发展，还是先把准备回复的内容放在心里酝酿一晚上，等第二天早上脑子清醒了再回吧。

→相关章节　P60

4

054 小酌怡情，但必须在"就寝的两小时前"喝完

　　觉得"压力山大"的时候，大家都是用什么方法疏解的呢？

　　做做运动、和知心朋友一起享用美食……一段愉快的时光，有助于缓解压力，让我们疲惫的心振作起来。我会在下一章中与大家分享这方面的心得。

　　不过，有一种解压方法需要我们格外注意。

　　那就是借酒消愁。酒精的确有缓解压力、促进血液循环的功效，也有暂时性的助眠作用，可惜这种作用持续不了多久。而且临睡前喝酒还会影响睡眠质量。

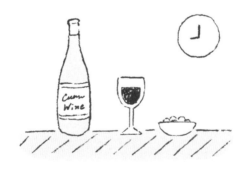

174

▷ 睡眠变浅

酒有利尿作用，喝多了可能会起夜。而且血液中酒精浓度下降时，人可能会从睡梦中醒来。

▷ "修复力"下降

睡眠期间，人体内的酒精会被输送至肝脏进行分解。分解工作需要消耗一定的能量，于是内脏迟迟无法得到休息，身体的"修复力"自然就弱了。

▷ 难以消除疲劳

睡眠的后半程是人体代谢酒精的时间。在代谢的过程中，人可能会中途醒来，或是第二天早上醒得特别早。总体上看，这类现象会拉低睡眠质量，造成慢性疲劳与水肿等问题。

最可怕的莫过于临睡前喝酒（night cap）的习惯。"睡不着→喝点酒助眠"会在不知不觉中演变成"不喝酒就睡不着"，进而诱发酒精依赖症。

酒只能喝到就寝的两小时前。要是一时半会儿停不下来，那就先换成无酒精饮料过渡一下吧。

小酌怡情，大饮伤身。把保障睡眠质量的前提放在心上，才能喝得开心，喝得健康！

4

第5章

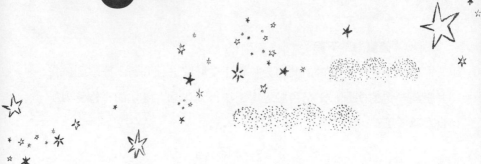

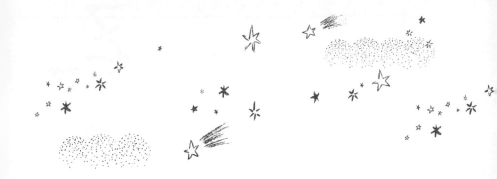

睡出好心态

你的心有没有得到充分的休息

因为鸡毛蒜皮的小事情绪低落，

总提不起干劲，也不知道是为什么……这都是"心累"的表现。

觉得心需要充电了，

就早些休息，给疲劳的心留出充分的恢复时间吧。

睡眠不仅能滋润心田，

更能整理平日里产生的各种情绪。

香香甜甜睡一觉，

把担忧与焦虑抛之脑后，好好犒劳犒劳自己吧！

\ POINT /

☐　心的疲劳度需要自检

☐　在晚上开"自我检讨大会"百害无一利

☐　解压方法多多益善

☐　提前在日程里留出缓解压力的时间

☐　拥有属于自己的入睡仪式

5

用睡眠彻底缓解心理疲劳

"就算碰到了不顺心的事，只要好好睡一晚上，心里就舒服多了"——各位读者是不是也遇到过这样的情况呢？

人从早到晚都生活在各种各样的情绪中。当然，我们不会把每一种情绪都表达出来，大多数还是藏在心里的。其中有积极向上的正面情绪，当然也不乏担忧、焦虑、烦躁等负面情绪。

多亏了睡眠，我们才能把五花八门的情绪整理好。

睡眠时间是消除机体与大脑的疲劳、处理种种信息的黄金时间。在起床到就寝的这段时间里，我们的心中会产生各种各样的情绪，而这些情绪也会在睡眠期间得到整理。如此一来，我们才能保持健康的心态。

人要是没睡好，"让人活出人样儿"的大脑关键部位就会变得迟钝。于是，和心理状态有关的各种机能都会变差，引发提不起干劲、觉得自己特别没用、控制不住自己的情绪等问题。

长期睡眠不足，就意味着无法妥善整理情绪与思维，日积月累，甚至有可能引发心理疾病。

负面情绪太强烈，心就无法摆脱紧张状态，到了晚上也很难进入放松模式。明明想睡，却翻来覆去睡不着。越睡不着就越着急，一心想着"得快点睡着啊"。铆足了劲要睡，反而把自己搞得高度紧张……努力要是没用对地方，就会弄巧成拙，加剧失眠的症状。

遇到这种情况，可以试试"破罐子破摔"，告诉自己"睡不着也没关系"，干脆从床上爬起来，到卧室外面走走，做些能够让自己放松下来的事情。

在本章中，我会向大家重点介绍舒缓心情、实现高质量睡眠的小窍门。

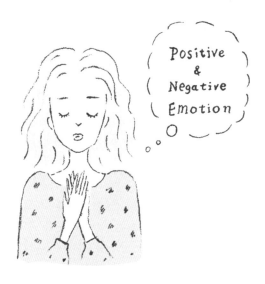

056 用"3A"检查心的疲劳度

"好累啊……"谁都会有那么几个打从心底里觉得累的日子。全力过好每一天，忙着应付各种压力的人就更不用说了，身心的疲劳绝对不可避免。

心理疲劳尤其需要我们高度重视。毕竟肉体的疲劳有倦怠感、肌肉酸痛等明显的指标，可心理疲劳却没有任何预警。心到底累不累，只能靠我们每一个人扪心自问。

大家不妨对照下列3点，看看自己的心是不是该"充电"了。

▷ 事故（Accident）

心理疲劳的时候，人会无法集中注意力，事故和失误的发生次数也会相应增加。搞错见面时间、错字漏字变多、不记得别人说过的话……一个接一个的低级错误不仅会给周围的人添麻烦，还会拉低别人对你的评价，有损你的自信心。于是你的心理负担就更重了。这是多么可怕的恶性循环啊！

▷ 缺勤（Absent）

作为员工，准时上班是最基本的要求，提前定好时间的会议也必须准时参加。缺席、迟到的频率一旦上升，人就容易把"好烦啊""好累啊"之类的话挂在嘴边。渐渐地，就没心思梳妆打扮了，也懒得注

意个人形象了，举手投足都会变得很随便，留给别人的印象也有可能
一落千丈。

▷ 酒精（Alcohol）

突然对某种东西（比如酒精）产生依赖，也是心理疲劳的一种体现。
游戏、甜食、冲动购物、社交网络……要是你发现自己突然迷上了这
些东西，那就要多加注意了。

要是"3A"状态持续了两周以上，那就必须把这些情况定义为心
理问题，认真对待了。希望大家能把问题扼杀在摇篮里，尽早给自己
留出休整时间。

顺便一提，有这些情况的人往往是没有自觉的。如果你身边就有
符合"3A"状态的人，请一定要友情提醒他一下！

5

057 千万别在晚上开
"自我检讨大会"

"一到晚上，整个人就会沉浸在负面情绪之中。好不容易躺上床了，却翻来覆去睡不着。"常有人向我吐露这样的烦恼。

这类人往往具有下列倾向：

☑ 总觉得"为什么倒霉的总是我？"
☑ 无论碰到什么事，都会产生"我得……""我应该……"
　的念头
☑ 总想把事情的是非黑白搞清楚
☑ 出问题时的第一反应是自责，而不是责怪他人
☑ 喜欢把坏事往更坏的方向想，越想越停不下来

符合以上几条的都是认真踏实的"拼命三郎"，而他们也算是最容易心理疲劳的人群了。

在一天的最后开"自我检讨大会"，是入睡困难户的思维通病之一。

顾名思义，"自我检讨大会"就是根据白天发生的种种事情自我反省。"我当时就不能再机灵点吗！""我是不是伤了他的心啊？"越是复盘，负面情绪就越强。

当然，回顾自己的言行举止本身不是什么坏事。但我们只需要回顾，下定论就不好了。思考自己为何失败有助于日后的进步，可认定"我是个窝囊废"只能徒增心理负担，毫无积极意义。

心与大脑在夜间处于非常疲劳的状态，导致我们难以进行冷静的思考，容易把事情往坏的方向想。在晚上想这想那绝对是吃力不讨好。

因此，大家就别在晚上自我反省了，不如清点一下这一天都发生了哪些好事吧。

只要养成习惯，你一定会发现每天的生活其实都充满了乐趣！

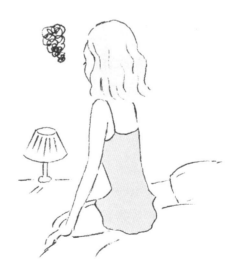

5

058   找到最适合自己的解压方法

　　心理疲劳会在不知不觉中积少成多。正因为它是不可避免的，我们才更应该在被压垮之前采取措施。

　　压力是造成心理疲劳的一大原因。高压状态也会对睡眠质量产生负面影响。

　　要想呵护心灵，就必须及时巧妙地疏解积攒多时的压力。还请大家在不适与疲劳堆积成山、把心拖垮之前，有意识地多给自己解解压。

　　话虽如此，但很多人并不了解缓解压力的具体方法。所以我会先给出几个小提示，帮助大家找到最适合自己的解压方法。

【如何找到最适合自己的解压方法】

第1步 以"活动量"和"是否需要和他人打交道"为标准

在下列 4 种组合中，哪种看起来最适合你，最不容易让你产生抵触情绪？

1. 活动量大 × 需要与多人沟通。

（例：参加跑步社团、舞蹈班、网球班）

2. 活动量小 × 需要与多人沟通。

（例：与亲朋好友一起下馆子、参加兴趣班或同好会）

3. 活动量大 × 可单独完成。

（例：去泳池游泳、早晚骑车散心）

4.活动量小 × 可单独完成。

（例：看书、看电影、去美术馆）

第2步 选择有助于缓解压力的活动

对照下列 3 项，做进一步的筛选。

1. 简单方便。

2. 不必投入过多的时间与钱财。

3. 让你放心、开心、喜欢。

照着这两个步骤走，人人都能轻松找到最适合自己的解压方法。

我身边也有不少特别擅长缓解压力的女同胞。给大家介绍一下她们的经验吧。

报名参加"一日学习班"，学些一天就能掌握的技能。

联系学生时代的好朋友。

去咖啡厅，点一份平时舍不得点的高档饮品。

做按摩。

尝试平时不太用的泡澡粉。

看催泪电影，狠狠哭一场。

翻阅动物宝宝的写真集。

根据当天的心情选择不同的香薰精油。

重看当年感动过自己的漫画。

······

5

能融入日常生活的解压小诀窍当然不止这些。

大家最好提前为自己找好 3 种以上的解压方法，这样就能有更多的选择了。

顺便跟大家分享一下，我的解压方法有跟老公、家人、闺蜜聊天，享用美味佳肴，欣赏大自然的风光等。

只有掌握了处理压力的正确方法，不让压力过夜，才能以十二分的活力迎接每一天的到来！

5

059

提前在日程里留出
缓解压力的时间

"下周有公司聚餐，记得把时间空出来哦！"

"咱们姐妹几个什么时候再聚一下呀？"

把各种安排写进日程本的确是一件让人充满期待的事情，但是不得不说，这也是一种甜蜜的负担。

要是能自由支配自己的所有时间，那该有多好啊。可现实是残酷的，事情往往由不得你。

每天的工作和生活是如此忙碌，为了保持身心健康，让自己得到足够的休息，请大家先在日程里留出缓解压力的时间，然后再安排其他活动。

要是总被时间追着跑，为自我治愈服务的活动就会被不断延后。"有了时间再说。""哪天挤出时间了再搞。"殊不知一味迁就别人、优先工作，你的心理状态一定会越来越糟。

"总觉得我没活出自己想要的样子。""我总是任人摆布，我不喜欢这样的自己。"久而久之，你甚至会冒出这样的念头来。只有善良体贴的好人，才会遭遇这样的困境。这样的人可一定要对自己好一点呀！

因此从下个月开始，请大家先把有助于缓解压力的活动写进日程本吧。

活动可以和美容有关（比如美发、美容、美甲），也可以走健康路线（比如按摩、做一顿养身大餐、泡温泉），把时间用在自己的兴趣爱好上（比如看电视剧、弹钢琴、熏香）也是个好主意。

重点是把有助于缓解压力的活动统统写上，别纠结什么"有必要把这么点鸡毛蒜皮的小事写进去吗"，尽量把那天的时间优先用在自己身上。

提前留时间还有一个好处。有人问你那天有没有空的时候，你可以很婉转地拒绝道："不好意思，我那天已经有安排了。"一点都不用觉得内疚。

良好的身心状态是一切的基础。我们完全可以把体贴自己放在第一位。

5

060　打造高质量睡眠的"入睡仪式"

我建议长期失眠的人、上班时间不规律的人和经常出差（睡眠环境变化无常）的人都去设计一套只属于自己的"入睡仪式"。

每天就寝前都做同样的动作，养成一定的行为模式后，你就会形成条件反射，自我暗示："只要做了这件事，我就很容易睡着了。"这与"巴甫洛夫的狗①"有着异曲同工之妙。就算因为旅行、出差不得不在陌生的环境中就寝，这套仪式也能帮你顺利进入深睡眠状态。

给大家介绍 3 种可以立刻用作"入睡仪式"的小动作吧，都是非常容易操作的哦。

▷ 听音乐

在准备就寝时放一些舒缓的音乐（比如古典音乐、治愈系音乐）是个不错的选择。据说莫扎特的作品是放松效果最好的古典音乐。

注：① "巴甫洛夫的狗"实验：每次喂狗之前先打铃，重复多次后，狗就形成了条件反射。只要一听到铃声，就算没看到食物，狗也会流口水。

▷ 呵护身体

选一款香味宜人的身体乳，涂抹在颈部和四肢，每一寸肌肤都要照顾到。抹完之后再仔仔细细按摩一番。这也是有助于放松身心的好习惯。我们要怀着对身体的感激之情，用按摩犒劳自己。

▷ 看写真集或绘本

在睡前翻阅赏心悦目的写真集（照片的主角可以是自己想去的风景名胜，也可以是可爱的小动物，爱花人也可以翻看花草图鉴），能帮助我们开开心心地走进梦乡。重新翻看儿时读过的绘本也不错，任简单的词句沁入心田，转化成明日的活力吧。

换睡衣（没有比这更简单的了）、喝热饮、仰望夜空、轻轻活动肩膀拉伸筋骨等都很适合用作"入睡仪式"。

大家不妨挑几个试试看，摸索一下最适合自己的搭配吧。

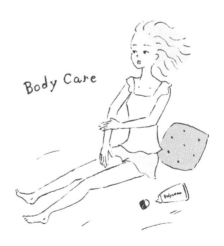

评估白天的嗜睡程度

　　如果就寝后辗转反侧睡不着的情况持续了两周以上，那最好还是去专治睡眠问题的睡眠门诊看一看。

　　那里的医生都是睡眠专家。他们不仅会根据正确的知识为你诊疗开药，还会帮你调整生活习惯。这样看来，求助于睡眠门诊才是改善睡眠质量的头号捷径。

　　其实与睡眠有关的烦恼不仅限于晚上。

　　日本厚生劳动省进行的睡眠烦恼调查显示，20 ～ 69 岁的男男女女都在为白天有强烈的困意发愁。

　　看到你大白天的眼皮打架，旁人难免会觉得你在偷懒，或是认定你不够努力。也难怪大家会为这个问题头疼不已。

　　然而，要是困意背后潜藏着某种疾病，那它就是身体发出的信号了，绝不能听之任之。

　　而且白天的困意还有可能酿成无法挽回的人为事故。

　　2003 年，日本新干线"光 126 号"的驾驶员在开车时打起了瞌睡，导致列车紧急停靠冈山站。经过调查，人们发现这位驾驶员患有"睡眠呼吸暂停综合征"。这种睡眠障碍的患者在白天会有强烈的困意。

这个例子告诉我们，白天犯困的背后可能隐藏着睡眠障碍。

请大家先对照下一页的"爱泼沃斯嗜睡量表"[1]（Epworth Sleepiness Scale, ESS），评估自己白天的嗜睡程度。如果评估结果显示你白天的嗜睡程度非常高，不妨把求助于睡眠门诊列入考虑。这不仅是为了保护你的身心健康，更是为了把无法挽回的失误扼杀在摇篮里。

注：①由澳大利亚墨尔本的 Epworth 医院设计，是一种十分简便的让患者自我评估白天嗜睡程度的问卷表。

自检嗜睡程度
爱泼沃斯嗜睡量表

操作方法

回顾近一个月的日常生活，针对下列场景打分。

（在本问卷中，我们将"睡着若干秒至若干分钟"的状态定义为"打瞌睡"）

打分标准

0 分……几乎不可能打瞌睡

1 分……打瞌睡的可能性很小

2 分……打瞌睡的可能性中等

3 分……打瞌睡的可能性很大

结果判定

计算所有回答的总分，满分为 24 分。

根据得分判定白天的嗜睡程度。

总分 0 ～ 8……正常

总分 9 ～ 12……轻度嗜睡

总分 13 ～ 16……中度嗜睡

总分超过 17……重度嗜睡

场景

① 坐着阅读书刊 _____ 分

② 坐着看电视 _____ 分

③ 在公共场所（如会议室、电影院、剧场）
安静地坐着不动 _____ 分

④ 连续乘车 1 小时 _____ 分

⑤ 下午躺下休息（条件允许情况下） _____ 分

⑥ 坐着与人谈话 _____ 分

⑦ 午餐（未饮酒）后安静地坐着 _____ 分

⑧ 坐着写信或写资料时 _____ 分

总分 _____ 分

5

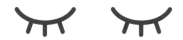

不为人知的小习惯，
让爱情与幸福来敲门

拥有自信，能挺起胸膛说："我喜欢自己！"

要达到这个境界其实很难。

人们常说，"要多爱自己一些。"可自信心的建立哪有这么简单呀。

太低的自我评价会带来焦虑与担忧，

让你辗转反侧，难以入眠。

希望大家试着像对待"一生所爱"那样，

体贴呵护自己。

从日常生活中的小细节做起，说不定能收获意想不到的效果呢！

\ POINT /

☐ 像对待"一生所爱"那样呵护自己

☐ 自信心来源于对自己的喜爱

☐ 主动出击，提高"幸福激素"的分泌量

☐ 找一个晚上大哭一场

☐ 在宜人的香味中入睡

5

062 让你喜欢上自己的 3 种暗示

"我喜欢现在的自己！"——你能毫不犹豫地说出这句话吗？你对自己满意吗？实不相瞒，日本人特别喜欢挑剔自己。

一项针对 7 个国家（包括日本、美国、英国等）的年轻人进行的调查显示，日本年轻人的自我肯定感明显低于其他国家的年轻人。仅有 46% 的受访者回答"对自己满意"，69% 的人回答"觉得自己有可取之处"。而美国青年给出这两个回答的比例分别是 69% 和 93%。这么一比较，两个国家的差距就只能用"天差地别"来形容了。

如果大家都能多爱自己一点，愁得睡不着觉的日子一定会少很多吧。

按下面介绍的 3 种方法，在日常生活中逐渐调整思维与行为，就能慢慢喜欢上自己了。

▷ 为自己下厨，为自己装点鲜花

如果心上人第二天要来你家做客，你一定会把家里打扫得干干净净，买些鲜花摆上，再下厨做一桌好吃的，做好万全的准备，对不对？大家不妨把自己看成那个心上人，当成一生的挚爱，好好款待一番。

做全世界对自己最好的人，用心呵护自己吧！

▷ 嘴角时刻上扬 5 毫米

我会细心注意脸上的表情，确保自己时刻面带微笑。因为笑容能让心情好起来，赶跑负面情绪。

实在难受得笑不出来，也可以用"假笑"为自己加油鼓劲。嘴角上扬 5 毫米，就是幸福永驻的诀窍。笑容有着神奇的感染力，能让你周围的人也一起幸福起来。

▷ 自尊自爱

你是不是总把别人的需求放在自己的需求前面？是不是常常优先考虑别人的意见，而忽略了自己的感受？不要再按别人的标尺做决定了！寻回本应属于自己的人生，才能更加自尊自爱。

营造邂逅真爱的气场

"我也想结婚啊，可就是找不到合适的人。"

"情场不顺，好烦心啊。"

常有人找我咨询婚恋方面的苦恼。

正如我在第3章与大家分享的那样，我也有过一段黑暗的岁月，每天仿佛都徘徊在漆黑一片、看不到出口的隧道中。当时我觉得男人没一个好东西，认定自己要孤独终老了。

但功夫不负有心人，我邂逅了真命天子，和他走进了婚姻殿堂。如今，我每天都沉浸在爱情与幸福之中。我做梦也没想到自己能过上这样的日子。

我曾问过他："你对我的第一印象是什么？"他告诉我说："我觉得你是个很珍惜自己的人，举手投足都很自然，就是这一点吸引了我。"

想得到别人的爱，就得先打从心底重视自己。只有自尊自爱，才能让你释放出耀眼的光芒，形成魅力十足的气场。

着手改善睡眠质量之后，我的确能感觉自己的身体在一天天变好，但变得更明显的是我的心态和思维。曾几何时，我特别讨厌自己，也没有什么自信心，总是被别人的意见牵着鼻子走。谁知形成了正确的睡眠习惯之后，我逐渐有了自尊心，能怀着自信与自爱看待自己了。

渐渐地，我不再随波逐流，也不再因为社交网络上的言论、别人的意见与标准浪费宝贵的时间，丧失珍贵的感性。

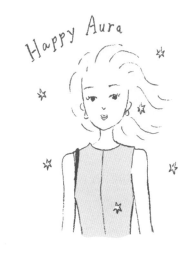

你对自己足够好吗？如果答案是否定的，那么妨碍你善待自己的因素是什么呢？你是不是因为太在乎别人的看法，所以不敢表现出自己的真性情呢？

很多人以为"忙"跟"充实"是可以画等号的，其实不然。能把精力用在对自己重要的人、事物、信息、空间与时间上，才是货真价实的"充实"。只有这样的充实，才能转化成你特有的魅力与气场。

每天的时间都是有限的。生活在地球上的每一个人每天分配到的时间都是24小时，绝对公平。世上没有什么事情值得我们委屈自己。我们应该高度重视与充实挂钩的事情（包括睡眠），每天多爱自己一些！

5

064 增加催产素的分泌量，争做受爱戴的女人

大家不妨回忆一下，自己身边那些"受爱戴的女人"都有什么样的特征？端庄正气，却兼具温柔的气场，笑起来很美，这就是她们的共同点，对不对？

随着年龄的增长，**"表情"会逐渐取代"容貌"，成为魅力的主要组成部分**。一个人的心态、思维和人生态度都会清清楚楚地体现在他的脸上。"没想到自己一把年纪了还孤孤单单、一事无成"——如果这就是你此时此刻内心深处的真实想法，那同样的话也一定会写在你的脸上。

要想沉浸在幸福感与爱意之中，少不了催产素（oxytocin）的助攻。

催产素有"爱情激素""幸福激素"的美誉。它能为疲劳的大脑注入能量，加固人与人之间的信赖，更有稳定情绪的重要作用。而且催产素还有激活血清素的功效，两种激素相辅相成，带来的幸福感当然也是双份的。

在日常生活中稍微用点小心思，就能有效提高催产素的分泌量了。下面就给大家介绍 3 种最具代表性的方法。

▷ "顺毛"

这里的"顺毛"是亲密接触的意思。和爱人、朋友相互捶捶背、

拍拍肩、摸摸头，或是做个手部按摩，都是"顺毛"的好方法。陪爱宠做游戏也可以。多听爱人的声音，也有促进催产素分泌的功效哦。

▷ 行善

当你意识到"我能帮到别人"的时候，你一定能体会到发自内心的欢喜，对不对？

在车上给孕妇或老人家让座、主动帮助迷路的外国人、为爱人精心烹制饭菜等。行善也是增加催产素分泌量，让我们活得更充实的好方法。

▷ 共鸣 & 感动

看书、看电影时的感动与共鸣也能促进催产素的分泌。在共鸣、感动时流泪，还有激活副交感神经的作用（我会在下一节为大家深入讲解），因此，为自己创造感动、共鸣的机会也是有助于提升睡眠质量的好习惯。

5

065　用"眼泪疗法"给心理排毒

你还记得自己上一次"痛哭"是什么时候的事吗？

要是你无法立刻给出明确的回答，那就说明你的心很有可能被忍耐与紧张困住了。

长大之后，人就有了控制情绪的能力。号啕大哭的频率会降低也是理所当然的事。再委屈再难受，我们也会在理性的驱使下咬紧牙关，拼命忍着。毕竟当着别人的面掉眼泪太难为情了，表现得太情绪化也很丢人。

其实哭泣有缓解压力的功效，它能够消除紧张与焦虑，让人产生放松的感觉。

不过因为痛苦、伤心等负面情绪流泪，未免也太悲惨了些。一样要哭，那还是借助共鸣、感动催生的热泪来一场心理排毒更划算一些，这样还能促进人体分泌"幸福激素"——催产素呢。

看一场情节感人的电影或舞台剧，读一本催人泪下的小说，与故事中的人物产生心灵的共鸣。看一场激动人心的体育赛事，与运动员一起流下激动的泪水……请大家彻底释放自己的情绪，痛痛快快哭上5分钟，千万别舍不得眼泪！

"眼泪疗法"最忌讳忍耐和难为情。关掉手机，能让自己远离喧嚣，将更多的注意力放在共鸣上。

哭泣的好处可不止这些哦。

很多人都认定"哭"是一件坏事，殊不知它是提高幸福指数，缓解压力，实现高质量睡眠的妙招。

让我们痛痛快快哭一场，为未来的幸福充电吧！

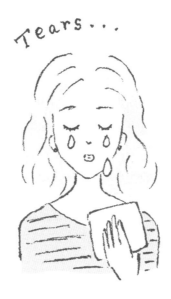

5

066 用睡前小习惯接近理想中的自己

充分利用"肯定法"的力量，是接近理想中的自己的有效方法。

所谓"肯定法"，就是用自己组织的语句，以完成时和断定的口吻描述自己的理想状态。

"现在的我很幸福，找到了一个超级棒的男朋友！"

"邂逅了真命天子，特别开心！"

——像这样，用肯定句表达，就好像你的理想已经实现了一样。

记得在晚上就寝前和早上起床后说说看，要发出声音来哦。说的时候要具体想象出那种特别幸福的感觉，配上相应的场景设定，这样效果才会好。

刚开始尝试的时候，你也许是半信半疑的。但是多试几次之后，你就会有"我离理想状态更近了"的感觉，心情也会雀跃幸福起来，大大超出你的预料。

"肯定法"的具体操作步骤肯定是因人而异的，那就跟大家分享一下我的做法吧。

用"肯定法"接近理想中的自己
~恋爱篇~

勾勒"自己的理想状态"

目标要明确，描述要具体。比如："我要邂逅真命天子，走上红毯，过上幸福的生活。""我要交一个很棒的男朋友，事业爱情双丰收。"

把①当成"已经发生的事"来描述

用"完成时"描述第①步中勾勒的理想状态。比如：
"想要交男朋友"→"已经交了男朋友"
"想要结婚"→"已经结婚了"
要用肯定句，语气要斩钉截铁。

主语永远是"我"

肯定法的关键在于把话说给自己听，把幸运吸引到自己身边。所以肯定句的主语永远都是"我"。
"男友事业成功"→"我邂逅了事业成功的男友，过得很幸福"
或"我为男友的事业做了很大的贡献"

067 "在昏暗的光线下表白"
是收获甜蜜爱情的诀窍

常有人问我："卧室应该用什么样的照明灯呀？"

我的建议是，最好多用间接照明，让卧室沉浸在朦胧、温暖的黄色光线中。日光灯的明亮白光会激活交感神经，有碍睡眠[1]。

而且用间接照明与烛光打造的"微亮状态"不仅有助于入睡，还有催情的效果。为什么呢？秘密就藏在我们的眼睛里。

每个人的眼睛里都有瞳孔。一到暗处，瞳孔就会自然而然扩大，这样才能捕捉到更多的光线，看得更清楚。

一看到瞳孔较大的人，我们就会觉得他很可爱，进而产生好感。

美国心理学家埃克哈特·赫斯（Eckhard H. Hess）做过这样一项试验：向每一位志愿者展示同一名女性的两张面部照片。一张是在瞳孔扩大时拍摄的，另一张则是在瞳孔收缩时拍摄的。许多男性志愿者表示，瞳孔较大的照片看起来更有女人味，更可爱，更能让他们产生好感。

因此，大家不妨挑一家灯光不那么亮的餐厅和心仪的对象一起用

注：①据说睡眠期间的环境亮度不能超过能勉强看清书本上的字的亮度（约 30 勒克斯），否则会影响睡眠质量。开一盏能微微照亮脚下的小夜灯（亮度约 10 勒克斯）就可以了。

餐吧。如此一来，你的瞳孔就会慢慢扩大，更容易给对方留下可爱动人的印象。

　　据说，"一见钟情"最容易发生在傍晚。因为到了傍晚，天色就会越来越昏暗，于是瞳孔就扩大了，变得更明显了。即便素面朝天，你的可爱指数也会直线上升哦。
　　在这个时候抓紧机会跟心上人表白，成为情侣的可能性可能会更高哦。

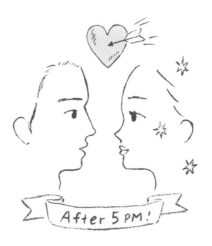

5

068

想要改变自己时该做什么

"与谁同行"在极大程度上左右着我们的人生走向。

多跟积极向上的人打交道，自己也会在不知不觉中养成乐观的思维模式。要是总跟牢骚不断的人在一起，你还能忍住不发牢骚吗？

如果你想改变现状，那就先给自己找个好榜样吧！

同样的方法也适用于睡眠。想改善睡眠质量，就得先找那些睡眠质量高的人取经。

顺便给大家介绍一下，每晚享受高质量睡眠的"睡眠达人"都具备下面这 5 种"睡眠力"，每一项都能达标哦。

【睡眠达人具备的 5 种"睡眠力"】

☑ 入睡力　能在就寝的 20 分钟内睡着

☑ 深睡力　上午不会犯困，白天不会严重嗜睡，不会注意力涣散

☑ 连睡力　半夜不会醒好几次

☑ 完睡力　能确保"睡一个整觉"的时间

☑ 起床力　早晨能神清气爽地起床

至于具体的助眠习惯，请大家参考本章介绍的经验诀窍。

大家最好再向睡眠达人们讨教讨教他们的日程管理、时间管理方法，多多借鉴他们的好习惯！

5

069

懒姑娘也能实践的"助眠香薰法"

越睡越美丽的人都会巧妙利用香味提高睡眠质量。

嗅觉是与大脑直接挂钩的五感之一，所以掌握了香味的用法，舒适优质的睡眠就有了保障。

"可是要搞香薰，得买好多专用的工具啊。"

"感觉好麻烦啊。"

不少有意尝试香薰的人都是这样被吓跑的。

其实大家大可不必把事情想得太复杂，有很多方法能让我们轻轻松松享受香薰的乐趣，让香味带我们坠入梦乡。

下面就为大家介绍几种特别简单的香薰方法吧！

【从今晚开始！各种各样的"助眠香薰法"】

Level 1 柔顺剂

如果你觉得普通的香薰方法太费事，又想在香味的陪伴下入睡，那柔顺剂就是你的"救世主"。挑一款闻着最舒服的柔顺剂，用它洗你每天穿的睡衣就行了，还有比这更简单的法子吗？

Level 2 身体乳

身体乳品种繁多，可以选一款香味最称心的，每天泡完澡之后仔仔细细抹上一层。既好闻，又保湿，绝对是一举两得的美丽好习惯。

Level 3 滚珠香水

滚珠香水的留香时间比上面介绍的两种方法更久一些。在手腕、脖子等部位轻轻扫一下就行了，特别方便。

Level 4 枕边喷雾

如果你不方便把带香味的东西涂在身上，那就试试枕边喷雾吧。对着枕头轻轻喷一下，就能舒舒服服睡觉了。

Level 5 马克杯 + 精油

"我也想尝试正宗的香薰，可是香炉都好大啊，家里没地方放。"如果你属于这种情况，那只要准备一瓶香薰精油就行了。滴 1 ～ 2 滴精油到装有热水的马克杯里，放在枕边，就能毫不费力地享受香薰的乐趣了。

顺便提一下，我常用的精油有薰衣草精油、雏菊精油、依兰精油、檀香精油等。它们都是最具代表性的助眠精油，能帮助我们睡得更香、更舒服。

希望大家能选几招实践起来，为每天的生活画上美妙的句号！

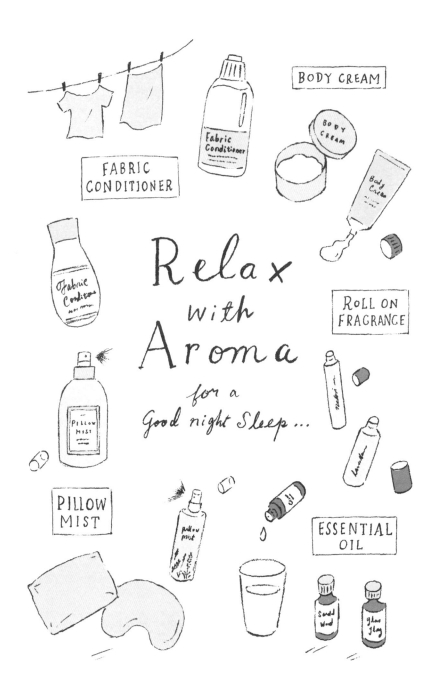

BODY CREAM

FABRIC
CONDITIONER

Relax
with
Aroma
for a
Good night Sleep...

ROLL ON
FRAGRANCE

PILLOW
MIST

ESSENTIAL
OIL

5

结 语

衷心感谢大家耐着性子读到最后。

"我已经很努力了，却得不到任何的回报。"
来找我咨询睡眠问题的人常有这样的烦恼。

一旦下定决心要好好努力，大家都会尽量多学习一分钟，尽量多看一页专业书籍，尽量多完成一项课题……废寝忘食，拼尽最后一丝力气，才会有"我真的在努力"的感觉。

可惜大多数人都没有意识到，睡眠也是需要我们用心去做的重要课题。

在忽视睡眠的状态下马力全开，其实是一种错误的努力方式。长此以往，你不仅无法收获理想的结果，还会不断消耗宝贵的精力与体力，最终精疲力竭，连迈出下一步的力气都不剩。

睡眠不会让时间暂停，也绝不是浪费时间。呵护身心，夯实健康的基础，提升工作表现，为第二天的工作生活积累能量，才是睡眠的真正作用。

睡眠是为白天的活动服务的，所以一个人能否在白天有出色的表现，完全取决于前一天晚上的睡眠质量。

房子、车子、鞋子、珠宝首饰……这些东西都需要时不时做个保养。擦一擦，打打蜡，才能保持最佳状态，用得长久。

手机和电脑也得及时充电，不然就没法用了。

我们这些大活人也不例外。

越是做事认真、责任感强的人，就越容易独自扛起重担，生怕给周围的人添麻烦，拼命压缩自己的休息时间。问题是，一旦把睡眠时间砍掉两成，工作效率也必然会下降两成，甚至更多。失误与事故的发生率就不用说了，各种疾病的患病风险也会直线上升。到头来，说不定会给亲朋好友和同事增添更多的麻烦，造成更大的负担。

人生由大大小小、接二连三的选择与决定组成。什么时候回邮件？什么时候结束一天的工作？在家的时候要做些什么？要和什么样的人打交道？几点睡觉？……每件事的决定权，都握在你自己手里。

希望大家做出的每一个选择都能正确明智，得到未来的自己的衷心感谢。

如果本书能帮到有意改变自己，有意提高睡眠质量的你，那就再好不过了。

最后我想借此机会，向那些为本书的问世无私奉献的人致以最诚挚的谢意。

感谢若林老师在百忙之中对我这个孕妈妈的体贴与关怀。感谢本书日文编辑山口女士的悉心梳理。感谢插画师森女士、设计师月足女士的倾情付出。千言万语也表达不了我的感激之情。

还有一直陪在我身边，全力支持着我的老公。谢谢你！

愿全天下的有心人都能收获幸福。

友野尚

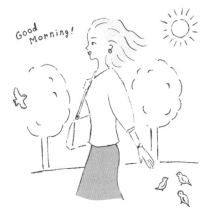

图书在版编目（CIP）数据

女人都想要的睡眠圣经 / (日) 友野尚著；曹逸冰
译. -- 南昌：江西科学技术出版社，2018.8(2020.12重印)
ISBN 978-7-5390-6436-9

Ⅰ.①女… Ⅱ.①友… ②曹… Ⅲ.①女性—睡眠—
基本知识 Ⅳ.①R338.63

中国版本图书馆CIP数据核字(2018)第132602号

国际互联网（Internet）地址：http://www.jxkjcbs.com
选题序号：ZK2018236 图书代码：B18082-102
版权登记号：14-2018-0109
责任编辑 刘丽婷 李玲玲
项目创意/设计制作 快读·慢活
特约编辑 周晓晗
纠错热线 010-84766347

MAINICHI, MEZAMERU NOGA TANOSHIMI NI NARU OTONA JOSHI NO TAMENO
SUIMIN PERFECT BOOK
Copyright © Nao Tomono 2017
All rights reserved.
Original Japanese edition published by Daiwa Shobo, Co., Ltd.
This Simplified Chinese edition published
by arrangement with Daiwa Shobo, Co., Ltd., Tokyo
in care of FORTUNA Co., Ltd., Tokyo

女人都想要的睡眠圣经 　(日) 友野尚 著　　曹逸冰 译

出版发行　江西科学技术出版社
社　　址　南昌市蓼洲街2号附1号 邮编 330009
　　　　　电话:(0791) 86623491　86639342(传真)
印　　刷　天津联城印刷有限公司
经　　销　各地新华书店
开　　本　880mm×1230mm　1/32
印　　张　7
字　　数　140千字
印　　数　10001-15000册
版　　次　2018年8月第1版　2020年12月第2次印刷
书　　号　ISBN 978-7-5390-6436-9
定　　价　48.00元

赣版权登字 -03-2018-221　版权所有 侵权必究
(赣科版图书凡属印装错误，可向承印厂调换)

快读·慢活®

　　从出生到少女，到女人，再到成为妈妈，养育下一代，女性在每一个重要时期都需要知识、勇气与独立思考的能力。

　　"快读·慢活®"致力于陪伴女性终身成长，帮助新一代中国女性成长为更好的自己。从生活到职场，从美容护肤、运动健康到育儿、教育、婚姻等各个维度，为中国女性提供全方位的知识支持，让生活更有趣，让育儿更轻松，让家庭生活更美好。